Dr. med. Karmen Elčić-Mihaljević
Univ.-Prof. Dr. med. Bernhard Ludvik
Mag. Silvia Feffer

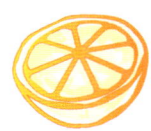

Essen mit Spaß & aktiv sein mit Maß

VERLAGSHAUS DER ÄRZTE

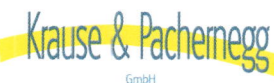

Krause & Pachernegg
GmbH

© Verlagshaus der Ärzte GmbH, Nibelungengasse 13, 1010 Wien
www.aerzteverlagshaus.at
in Zusammenarbeit mit
Krause & Pachernegg GmbH, Mozartgasse 10, 3003 Gablitz
www.kup.at

1. Auflage 2006

ISBN 10: 3-901488-75-8
ISBN 13: 978-3-901488-75-7

Umschlag: Andrea Malek (Graz), malanda-buchdesign
Umschlagfoto: Getty Images
Satz/Grafik: Mag. Martin Schrampf (Großglobnitz), c/you
Projektbetreuung: Hagen Schaub
Druck & Bindung: Universitätsdruckerei Klampfer, Weiz

Printed in Austria

Vorwort

Liebe Leserin, lieber Leser!

Übergewicht ist leider nicht nur ein kosmetisches Problem, sondern kann auf Grund der Folgeerkrankungen zu Herzinfarkt und Schlaganfall führen und somit das Leben signifikant verkürzen. Dies ist vor allem dann der Fall, wenn sich das Übergewicht vorwiegend im Bauchbereich ansammelt. Diese zentrale Fettverteilung begünstigt das Auftreten von Bluthochdruck, Fettstoffwechselstörungen und Diabetes mellitus Typ 2 (Zuckerkrankheit) und wird mit dem Begriff „Metabolisches Syndrom" beschrieben. Bereits ein Drittel der österreichischen Bevölkerung leidet an dieser gefährlichen Stoffwechselerkrankung und die Zahl der Betroffenen steigt kontinuierlich.

Es gilt daher, die gemeinsame Ursache dieser Folgeerscheinungen - das Übergewicht - durch eine Umstellung des Lebensstils zu bekämpfen. Gelingt dies nicht, kommen effektive Medikamente zum Einsatz, welche die einzelnen Stoffwechselstörungen behandeln und das Gesundheitsrisiko senken. Gerade die Behandlung des Metabolischen Syndroms erfordert jedoch die Mitarbeit der Betroffenen.

Das vorliegende Buch soll Patienten und Interessierten ein praktischer Ratgeber sein, keinesfalls jedoch die ärztliche Betreuung ersetzen. Wir haben uns bemüht, die komplizierten Zusammenhänge dem medizinischen Laien verständlich zu machen, denn nur ein informierter Patient ist bereit, gemeinsam mit seinem Arzt den schwierigen, aber lohnenden Weg zu einer besseren Gesundheit und einem längeren Leben zu gehen.

In diesem Sinne wünschen wir Ihnen alles Gute!

Wien, im März 2006

Ao. Univ.- Prof. Dr. med. Bernhard Ludvik
Leiter der Diabetesambulanz im AKH Wien

Inhalt

Vom Sammler zum Jäger – vom Jäger zum Stubenhocker............. 7

Der Weg zum Fettdepot..8
Vom Sammler zum Jäger 8
Vom Jäger zum Stubenhocker 8
Kraftwerk Körper 9
Insulin – lebensnotwendiges Hormon 9
Die Fettzelle: gefräßig und unersättlich 9
Fettblocker Insulin..10

Seuche Fettleibigkeit 11

Übergewicht macht krank – Fettleibigkeit ist eine Krankheit 12
Mögliche Ursachen des Übergewichts................................... 16
Mangelnde Bewegung 16
Falsche Ernährung.. 16
Sind die Gene schuld? 16
Essstörungen 17
Hormonelle Ursachen 17
Depression 18
Medikamenteneinnahme 18
Sonstige Gründe 18
Was ist normal, wann ist es zu viel?................................. 18
Wie wird Übergewicht gemessen?....................................... 19
Der Body-Mass-Index (BMI) 19
Der Körperfettanteil 23
Was ist und wie funktioniert eine BIA-Messung? 23
Birnen- oder Apfeltyp.. 24
Welcher Typ sind Sie? Messen Sie Ihr Taillen-Hüft-Umfangverhältnis 25
Mit dem Taillenumfang geht es noch einfacher......................... 26
Gefangen in der Fettspirale.. 26
Warum der „Apfeltyp" so gefährdet ist 26
Gefäßprobleme – Auswirkungen auf die Insulinproduktion – Diabetes Typ 2
– Metabolisches Syndrom

Metabolisches Syndrom – was heißt das genau?......................29

Was bedeuten erhöhte bzw. zu niedere Werte? 30
Folgen für Gesundheit und Lebensqualität............................. 31
Fatales Zusammenspiel.. 32
Aktiv gegen das Metabolische Syndrom 32

Lebensstiländerung als Basistherapie gegen Übergewicht und Fettleibigkeit 34

Der gefürchtete Jo-Jo-Effekt.. 35
Wundermittel 35
Lebensstiländerung – neue gesunde Lebensgestaltung 35
Alle guten Dinge brauchen Zeit.. 36
Drei Erfolgsstorys.. 38

Essen mit Maß – so verlieren Sie langfristig Kilos 45

Setzen Sie sich realistische Ziele! 46
Führen Sie Protokoll.. 47
Kalorien-Tabelle.. 48
Kleiner Ernährungstest 48
Essen mit Spaß 53
Kurzes Ernährungs-ABC 54
Die Kohlenhydrate 55
Treiben Kohlenhydrate den Blutzucker schnell in der Höhe? 55
Der Glykämische Index (GI).. 55
Die Glykämische Last (GL) 57
Machen die Kohlenhydrate dick? 57
Glykämischer Index und Glykämische Last: möglichst niedrig................. 58
Wie wichtig sind Ballaststoffe? 58
Kohlenhydrate – praktische Tipps für die Umsetzung 59
Die Fette 60
Fette: Dick- oder Fitmacher? 60
Versteckte Killerfette: Trans-Fettsäuren 63
Eiweiß 63
Mikronährstoffe 65
Alkohol 65
Zwei bis drei Liter Wasser täglich! 65
Trinktraining 66

Die „richtige" Ernährung.. 67

Die Ernährungspyramide 68
Die mediterrane Kost 70
Wie Sie Übergewicht reduzieren können 72

Warum Bewegung so wichtig ist 73

Wie wird trainiert? 75
Jeder Schritt zählt 76
Ab in die Kraftkammer! 76
Diabetes mellitus Typ 2 und Muskelaufbautraining 77
Zwölf Übungen für „Stubenhocker" 78
Ausdauer 85
Wichtige Regeln 86
Los geht's – in gemächlichem Tempo 88
Der optimale Bewegungs-Mix 88

Stress & Rauchen 89

Stress 90
Rauchen 90
Warum ist Rauchen so schädlich? 90
Rauchen ade – Übergewicht ade! 91

Medikamentöse Therapie, Selbstkontrolle, Operation 92

Mit Medikamenten gegen Adipositas 93
Hilfe gegen Bluthochdruck und andere Erkrankungen 94
ACE-Hemmer 94
Angiotensin-II-Rezeptorantagonisten (ARBs) 95
Betarezeptorenblocker – kurz Beta-Blocker 95
Kombination verschiedener Medikamente 95
Mit Fettsenkern gegen zu hohe Blutfette 96
Das „gute" HDL-Cholesterin 96
Das „schlechte" LDL-Cholesterin 97
Blutzucker 97
Diätetische Bedürfnisse bei Typ-2-Diabetes 99
Weitere Medikamente 99
Selbstkontrolle: Glauben ist gut – Kontrolle ist besser! 100
Operation – ab wann ist sie sinnvoll? 100

Glossar/Literatur 101

Abbildungsnachweis 104

Vom Sammler zum Jäger

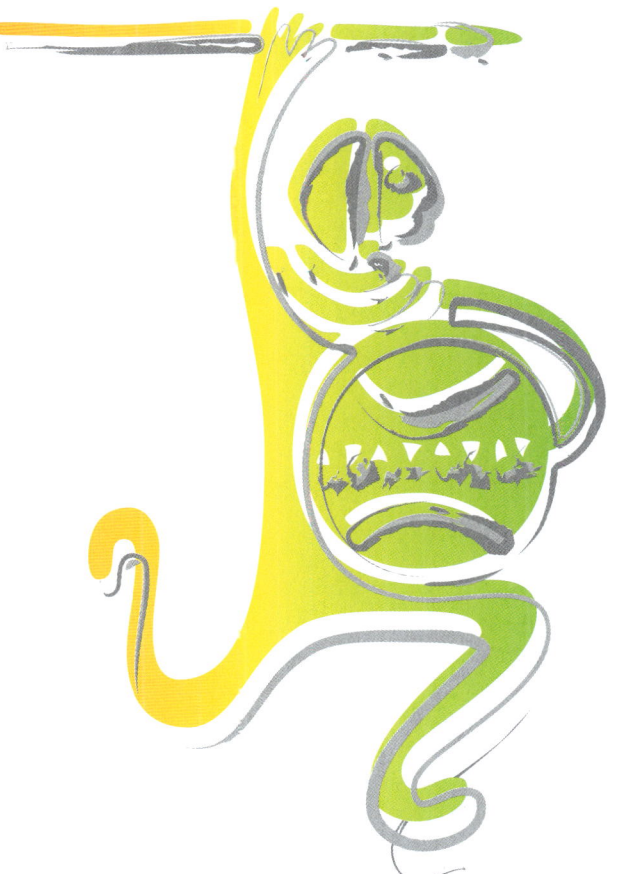

Vom Jäger zum Stubenhocker

Der Weg zum Fettdepot

Vom Sammler zum Jäger

Unsere Vorfahren kämpften ständig ums Überleben, sie mussten oft weite Strecken zurücklegen, um zu Essbarem zu kommen. Noch dazu lebten sie mit der ständigen Angst, selbst von wilden Tieren getötet zu werden.

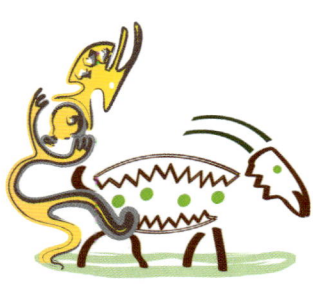

Daher waren die früheren Hominiden nicht wählerisch: Verspeist wurde alles, was sich anbot. Anfangs hauptsächlich Pflanzliches wie kleine Früchte, Samen, Blätter oder Wurzeln. Doch dann zwangen Klimakatastrophen und Trockenperioden den menschlichen Körper dazu, sich anzupassen. Fleisch und Fisch – klassische Eiweiß- und Fettlieferanten – traten auf den Speiseplan der Steinzeitmenschen. Jedes Gramm Tierisches erforderte viel körperlichen Einsatz und hing vom Jagdglück ab. Aus dieser Not heraus entwickelten wir die Fähigkeit zur Fettspeicherung. Sie war eine der wichtigsten Voraussetzungen fürs Überleben, vor allem in kälteren Regionen.

Diese phänomenale Möglichkeit, in Notzeiten von körpereigenen Reserven zu zehren, ist eine der allerwichtigsten evolutionären Errungenschaften, die wir uns bis ins 21. Jahrhundert retten konnten.

Vom Jäger zum Stubenhocker

Heutzutage wird sie allerdings vielen zum Verhängnis. Da Nahrung zumindest in den Industriestaaten rund um die Uhr zur Verfügung steht und die Beschaffung weder mit Gefahren noch mit großem Aufwand verbunden ist, werden wir einmal angelegte Fettreserven nicht so schnell los.

Essen im Überfluss und mangelnde Bewegung fördern den „Speck" rund um die Leibesmitte: sitzende Tätigkeiten, endlose Autofahrten, vieles wird nur noch per Knopfdruck erledigt. Statt Hund und Pferd begleiten uns Handy, Internet und Fernsehen durch den Alltag. Auch die junge Generation hat mehr Spaß vor Bildschirmen als am Sportplatz oder im Schwimmbad.

 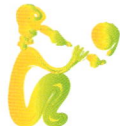 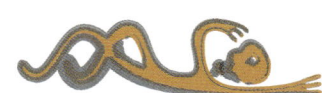

Kraftwerk Körper

Zweifelsohne brauchen wir Energie, um zu überleben. Entscheidend ist allerdings, was und wie viel wir essen und ob wir uns ausreichend bewegen. Auch wenn wir augenscheinlich gar nichts tun, läuft unser Organismus auf Hochtouren. Permanent wird um- und aufgebaut, werden Nährstoffe in körpereigene Stoffe zerlegt und für die Energiegewinnung bereitgestellt. Ein wichtiger Motor dabei sind Hormone wie beispielsweise Insulin.

Insulin – lebensnotwendiges Hormon

Nach einer Mischkostmahlzeit aus Kohlenhydraten, Eiweiß und Fett verdaut der Körper die Nahrung. Mit Hilfe der Verdauungsenzyme werden die Kohlenhydrate zu Glukose (Traubenzucker), Eiweiß zu Aminosäuren und Fett zu Fettsäuren und Cholesterin abgebaut. So zerlegt werden Zucker, Fett und Eiweiß durch die Darmschleimhaut in die Blutbahn aufgenommen.

Das in der Bauchspeicheldrüse gebildete Insulin hat nun die Aufgabe, den hohen Zucker-, Fett- und Eiweißspiegel im Blut zu senken. Es sorgt dafür, dass die Gewebezellen die Nährstoffe aus dem Blut aufnehmen und weiter verarbeiten können. Doch die Aufnahmefähigkeit unserer Körperzellen ist begrenzt. Ist eine Zelle „satt", verweigert sie weitere Nahrung, sie macht die Schoten dicht.

Wohin nun mit den überschüssigen Stoffen? Nun tritt wieder das Insulin in Aktion: Es lagert einerseits das Übermaß an Kalorien als Stärke- und Fettreserve in Muskeln, Leber und Fettzellen ab. Gleichzeitig wird durch die Wirkung des Insulins der Fettabbau aus Fettzellen gehemmt.

Die Fettzelle: gefräßig und unersättlich

Das Reservoir an Fettzellen ist fast unerschöpflich: Jede einzelne Fettzelle kann bis zu ihrer 200fachen Größe wachsen! Bei Bedarf können zusätzlich neue Fettzellen gebildet werden. Die Fettzellen speichern die überschüssige Energie in Form von Triglyzeriden. Eine normalgewichtige erwachsene Person hat zirka 40 bis 60 Milliarden Fettzellen, somit ist das Fettgewebe nach der Haut das zweitgrößte Organ.

Die meisten Fettzellen bilden sich während der Kindheit, vor allem in der Pubertät. Tritt Fettleibigkeit in der Kindheit oder Jugend auf, kann sich die Anzahl der Fettzellen, im Vergleich zur Norm, verdrei- bis verfünffachen.

Auch bei Erwachsenen können sich Fettzellen nicht nur vergrößern, sie können sich „bei Bedarf" auch noch vermehren. Dies tritt ab einem Body-Mass-Index von 40 auf (siehe Kapitel „Der Body-Mass-Index").

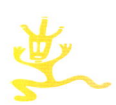

Fettblocker Insulin

Was passiert, wenn wir zu viel Fett und Zucker zu uns nehmen?

Die Bauchspeicheldrüse muss dann für einen sehr hohen Insulinspiegel sorgen, um den enormen Zucker- und Fettgehalt im Blut wieder zu senken. Andererseits kann vorhandenes Fett bei einem hohen Insulinspiegel nicht mobilisiert werden, es bleibt in den Fettzellen eingeschlossen.

Da bei übergewichtigen Menschen der Insulinwert im Blut oft ständig erhöht ist, kann der Körper nicht auf seine Fettreserven zurückgreifen, weil das Insulin das verhindert. Prinzipiell gilt: Solange sich zu viel Insulin im Blutkreislauf befindet, wird der Fettabbau blockiert, das heißt, Fettpolster bleiben erhalten.

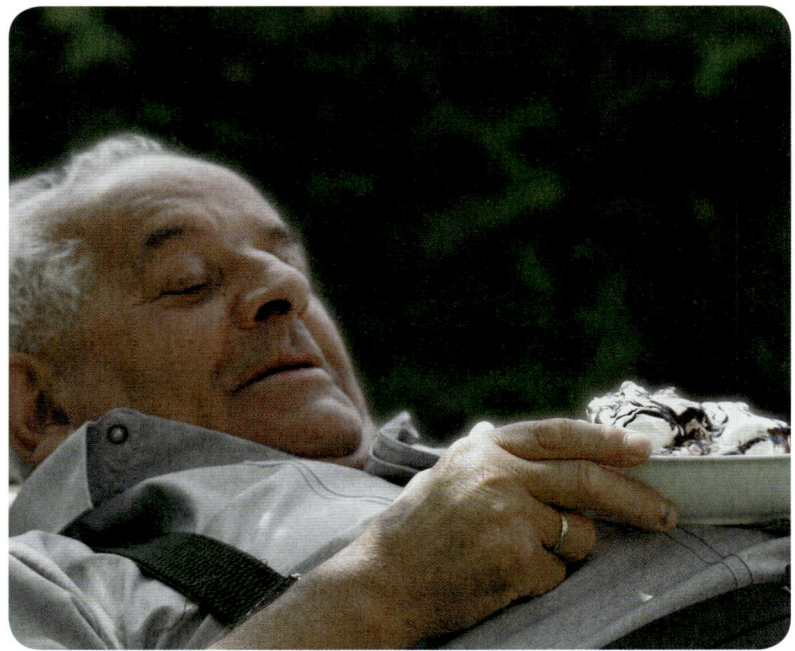

Seuche Fettleibigkeit

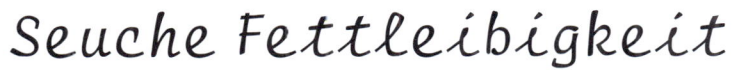

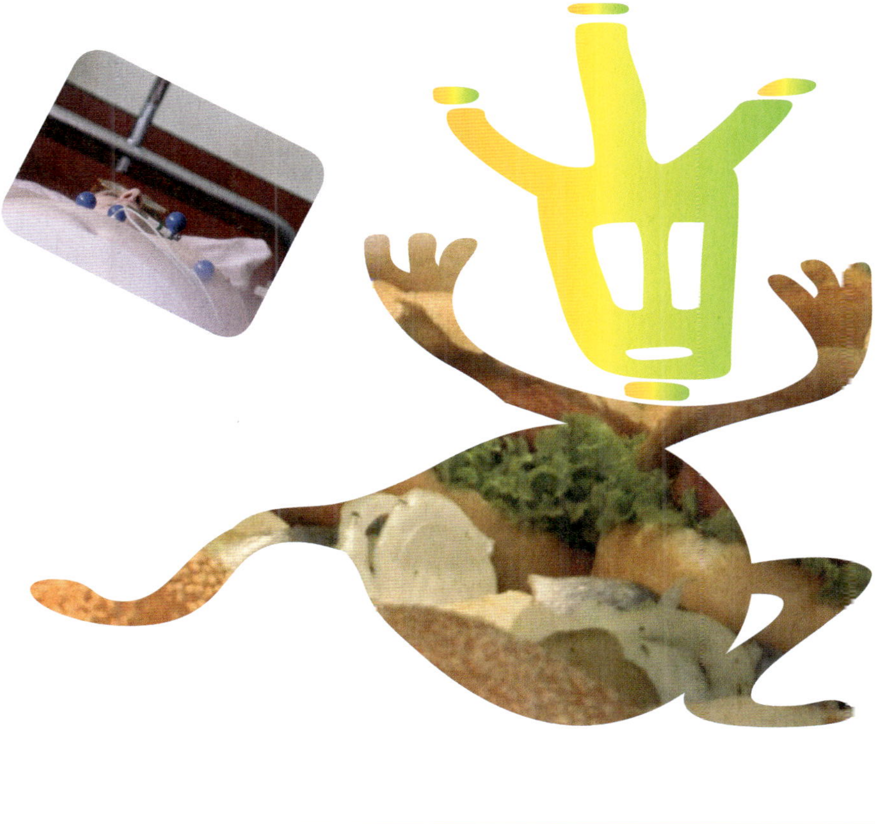

Seuche Fettleibigkeit

Dank dem Insulin ist unser Körper ein wundersames Bauwerk, das die überschüssige Energie in Form von Fettpölsterchen als Energiereserve speichert und so die härtesten Prüfungen wie bittere Kälte und Hungersnot erfolgreich meistern kann. Der moderne träge Lebensstil verleitet uns dazu, unserem Körper mehr Energie zuzuführen als wir verbrauchen können. Es mangelt an Bewegung, dafür gibt es eine Fülle an hoch kalorischer und fettreicher Nahrung.
Als Resultat entwickelt sich Übergewicht.

Die fortgeschrittene Stufe des Übergewichts nennen die Mediziner Fettleibigkeit oder Adipositas.

Die WHO (World Health Organization = Welt-Gesundheits-Organisation) stufte Adipositas (fortgeschrittenes Übergewicht) 1998 als globale Seuche des 21. Jahrhunderts ein. Weltweit gesehen hat Überernährung das erste Mal in der gesamten Geschichte der Menschheit die Unterernährung übertroffen.
Im Jahr 2000 waren etwa 65 % der Erwachsenen in den Vereinigten Staaten von Amerika übergewichtig, 35 % sogar adipös, fettleibig.
In Österreich sind rund 1,6 Millionen Menschen als übergewichtig einzustufen. Etwa 11 % der Bevölkerung leiden an Fettleibigkeit (Zahlen aus 2002).

Übergewicht macht krank – Fettleibigkeit ist eine Krankheit

Fettleibigkeit verringert die Lebensqualität und die Lebenserwartung: Sie ist oft Ausgangspunkt für zahlreiche andere Begleiterkrankungen und Komplikationen. Besonders gefährdet für die folgenden Erkrankungen sind übergewichtige/fettleibige Personen mit „Apfel"-Fettverteilungsmuster (siehe Seite 24).

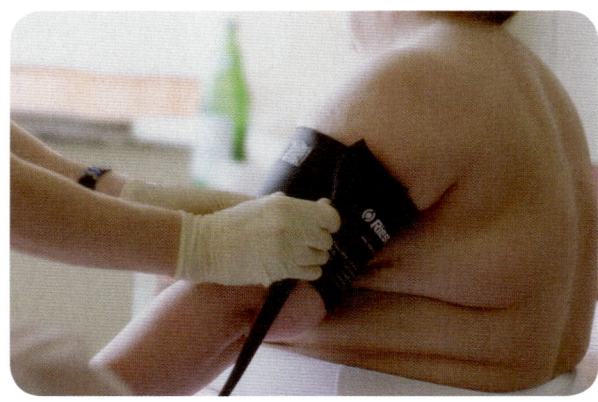

Begleiterkrankungen und Komplikationen bei Übergewicht und Fettleibigkeit

Diabetes	Diabetes mellitus Typ 2, Schwangerschaftsdiabetes
Fettstoffwechselstörungen, Gicht	Hohe Triglyceride, niedrigeres HDL-Cholesterin
Bluthochdruck	
Herz-Kreislauf-Erkrankungen	z.B. Angina pectoris, Herzinfarkt, Schlaganfall, Herzschwäche
Krebs	z.B. Dickdarm, Brust, Prostata, Gebärmutter, Eierstöcke, Niere
Hormonelle Störungen	z.B. Zysten an Eierstöcken, niederer Testosteron-Spiegel, Unfruchtbarkeit
Atembeschwerden	z.B. in der Nacht Schnarchen oder Atempausen (Schlafapnoe)
Leber- und Gallenwegserkrankungen	Fettleber, Gallensteine, Entzündungen der Gallenwege
Erkrankungen des Bewegungsapparates	z.B. Arthrosen, Wirbelsäulenbeschwerden
Erhöhtes Operations- und Narkoserisiko	
Allgemeine Beschwerden	z.B. verstärktes Schwitzen, Gelenkbeschwerden, Belastungskurzatmigkeit
Psychosoziale Folgen	z.B. soziale Diskriminierung, Selbstwertminderung, Depressionen
Einschränkung der Aktivitäten des täglichen Lebens	

Wie viel Energie verbraucht der Körper?

Durch die Nahrung zugeführte Energie wird für drei verschiedene Aktivitäten verbraucht:

- *Grundumsatz,*
- *Wärmebildung und*
- *körperliche Aktivität.*

Der Grundumsatz

Er deckt den Energiebedarf für die Erhaltung von Grundfunktionen des Körpers ab wie Herzarbeit, Atmung, Verdauung, Stoffwechselprozesse, sensorische Wahrnehmung usw. – egal, ob wir in vollkommener Ruhe wach sind oder schlafen. Der Grundumsatz beträgt zirka zwei Drittel des Gesamtenergieverbrauchs. Er variiert von Person zu Person, aber auch bei einem Individuum ändert er sich durch den Alterungsprozess und Veränderungen der Körperzusammensetzung.
Frauen haben einen niedrigeren Grundumsatz als Männer. Ab dem 20. Lebensjahr verringert sich der Grundumsatz alle zehn Jahre, also pro Dekade, um zirka drei %. Muskulöse Menschen mit weniger Fettmasse haben einen höheren Grundumsatz als fettleibige Menschen mit weniger Muskelmasse.

Die Wärmebildung

Sie wird auch als Thermogenese bezeichnet. Für diesen Vorgang wird zirka ein Sechstel der Gesamtenergie verbraucht. Die Wärmebildung entsteht durch Verdauung und verschiedene äußere Stimulationen wie z.B. Kälte und Stress. Die Thermogenese variiert wie der Grundumsatz, z.B. bei fettleibigen Personen ist die Thermogenese im Vergleich zu Normalgewichtigen deutlich herabgesetzt. Weiters kann die Thermogenese durch die Zufuhr bestimmter Medikamente reduziert werden.

Körperliche Aktivität

Diese dritte Komponente verbraucht bei geringer Aktivität in Beruf und Freizeit zirka ein Sechstel der Gesamtenergie. Körperliche Aktivität ist gut beeinflussbar und kann den Gesamtenergieverbrauch um bis zu drei Viertel steigern!!!

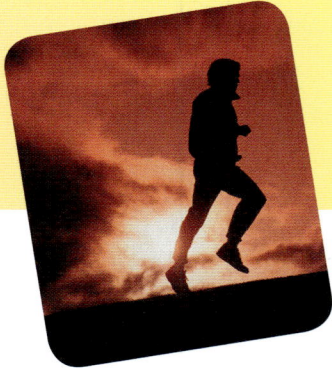

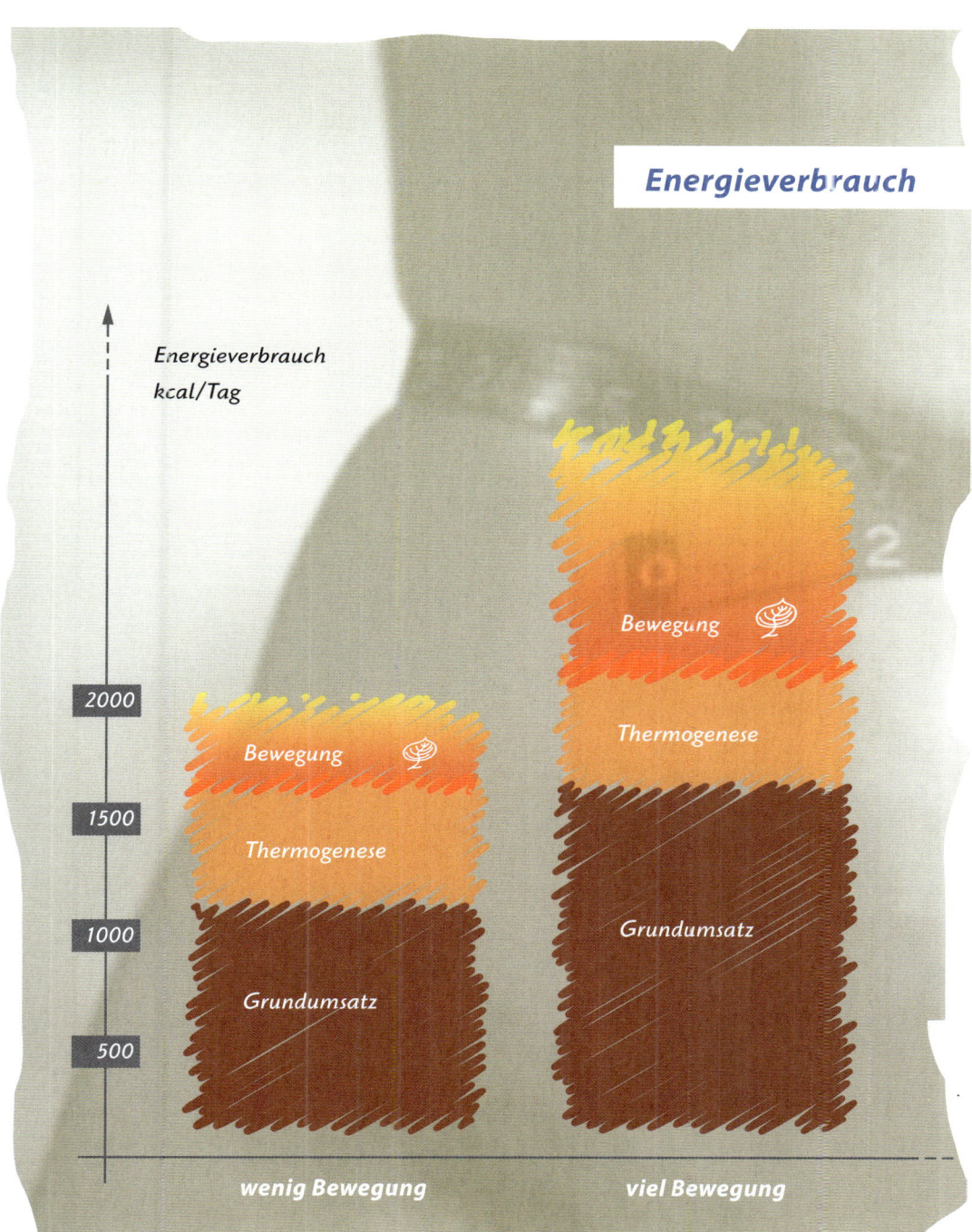

Energieverbrauch

Energieverbrauch
kcal/Tag

2000

1500

1000

500

Bewegung

Thermogenese

Grundumsatz

Bewegung

Thermogenese

Grundumsatz

wenig Bewegung

viel Bewegung

15

Mögliche Ursachen des Übergewichts

Mangelnde Bewegung

Sie hat fatale Folgen: Einerseits werden weniger Kalorien verbrannt und Fettspeicher gefüllt, andererseits baut der Körper mit der Zeit auch Muskelmasse ab. Das hat wiederum einen direkten Einfluss auf den Grundumsatz: Der Körper verbraucht weniger Kalorien!

Bewegungsmangel beginnt schon bei Kindern: Weltweit sind über 155 Millionen der Kinder zu dick, 30 bis 40 Millionen sind sogar fettleibig und schwer gesundheitsgefährdet. Europaweit ist jedes vierte Kind übergewichtig oder fettleibig. Fettleibigkeit in der Jugend kann zu frühem Diabetes, hohem Blutdruck, Herzproblemen, Artherosklerose und Schäden an den Knochen führen – ganz zu schweigen von oft massiven psychischen Leiden.

Falsche Ernährung

Oft stimmen weder die Menge noch die Zusammensetzung unserer Mahlzeiten. Der moderne Mensch lädt sich oft große Portionen fett- und zuckerreicher sowie ballaststoffarmer Nahrung auf seinen Teller. Gesättigte Fette und Transfette haben weitgehend die günstigen einfach ungesättigten Fette und hier vor allem die Omega-3-Fette verdrängt. Fisch wird selten, meistens nur im Urlaub konsumiert. Obst und Gemüse werden immer weniger gegessen, wenn überhaupt, dann oft aus der Dose und nicht saisongerecht. Die zucker- und fettreiche Nahrung sorgt zudem für einen anhaltenden Überschuss von Insulin im Blut, die Fettpölsterchen werden immer größer.

Sind die Gene schuld?

Eigentlich müsste der Stoffwechsel jedes Menschen, der z.B. 3000 kcal täglich zuführt, gleich reagieren. Tatsache jedoch ist, dass es Personen gibt, die bei gleicher Kalorienmenge zunehmen, andere jedoch schlank bleiben.

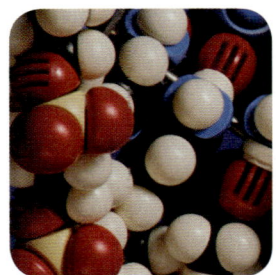

Bei der Entstehung von Übergewicht und vor allem von Adipositas spielt die Vererbung zwar eine wesentliche Rolle, doch nicht das Übergewicht selbst, sondern „nur" die Anlagen zum Übergewicht werden vererbt. Untersuchungen haben ergeben: Wenn ein Elternteil fettleibig ist, beträgt das Risiko für das Kind immerhin 40 %, sind beide Elternteile adipös, liegt das Risiko für die Nachkommen sogar bei 80 %.

Die genetische Veranlagung ist kein unabwendbares Schicksal. Betroffene können mit der Umstellung der Ernährung und mehr Bewegung erfolgreich gegen die lästigen Kilos ankämpfen.

Essstörungen

Auch die Psyche spielt beim Verzehr von Nahrungsmitteln eine große Rolle. Viele Menschen fühlen sich entwurzelt oder isoliert, Ersatzbefriedigung und Trost bietet oft kalorienreiches Essen. Bestimmte Stimmungen fördern den Reiz, Kohlenhydrate mit hohem Zuckergehalt zu essen – sei es aus Langeweile, aus Nervosität und Ärger oder zur Entspannung.

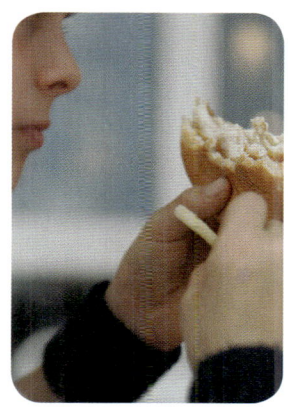

Ungefähr jeder zehnte Übergewichtige leidet an wiederkehrenden Essanfällen, der so genannten Binge-Eating- Disorder. Ohne hungrig zu sein, wird binnen kürzester Zeit alles verschlungen, was der Kühlschrank zu bieten hat.

Auf das kurze Gefühl der Zufriedenheit folgen Gewissensbisse, gepaart mit Unwohlsein. Die Stimmung sinkt und zum Trost werden wieder die Teller aufgefüllt. Ein Teufelskreis, der unweigerlich zur Gewichtszunahme führt.

Hormonelle Ursachen

Gelegentlich führt eine Unterfunktion der Schilddrüse zu gesteigertem Appetit. Weitere Zeichen wie Verlangsamung, Müdigkeit und Haarausfall können auf einen Hormonmangel der Schilddrüse hinweisen – besonders oft bei Frauen im Wechsel.

Die Wechseljahre (Klimakterium) sind zunächst mit hormonellen Schwankungen und danach mit einem Abfall der weiblichen Geschlechtshormone Progesteron und Östrogen verbunden. Typische Zeichen sind Beschwerden wie Hitzewallungen, Schlaflosigkeit, Antriebslosigkeit, Nervosität, depressive Verstimmung, „Herzstolpern", Gelenkschmerzen und Knochenabbau (Osteoporose) sowie die herabgesetzte Durchblutung der Haut und Muskeln. Diese Lebensphase ist öfters begleitet mit gesteigertem Appetit (vor allem Hunger nach Süßem und Fettem). Auch die Therapie mit Hormonpräparaten kann zur Gewichtszunahme führen.

Testosteron ist das wichtigste männliche Sexualhormon. Bei etwa einem Drittel der über 60-Jährigen führt ein Testosteronmangel zu Beschwerden wie Depressionen, Müdigkeit, Antriebslosigkeit, Abnahme der Knochendichte, Verminderung der Spermienproduktion, der Potenz und der sexuellen Lust.

Die Muskelmasse wird geringer, es bildet sich mehr Körperfett um die Bauchmitte (so genannter Apfel-Typ) mit einem gesteigerten Risiko für Stoffwechselerkrankungen wie erhöhten Triglyzerid- und Cholesterinwerten und Diabetes Typ 2.

Weitere hormonelle Störungen wie z.B. das Cushing-Syndrom oder das Polyzystische Ovarsyndrom können auch zur Entstehung von Übergewicht beitragen.

Aus diesen Gründen ist eine ärztliche Untersuchung bei Übergewicht vom Apfel-Typ und Fettleibigkeit unbedingt erforderlich.

Depression

Auch bei Personen mit Depressionen kann ein starkes Verlangen nach fett- und kohlenhydratreichen Lebensmitteln beobachtet werden. Bei 70 % der Frauen mit einer Winterdepression kommt es zu Heißhungerattacken und in der Folge zu

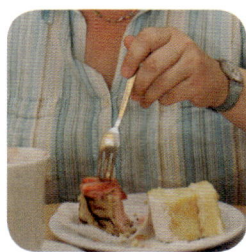

einer Gewichtszunahme während der Herbst- und Wintermonate.

Ebenso kann es vorkommen, dass bei Diätwilligen, die mit einer Reduktionskost beginnen, die Gier nach Kohlenhydraten zunimmt. Eine mögliche Ursache für dieses Sucht-Phänomen orten Wissenschafter in einem Mangel des Botenstoffs Serotonin. Das „Glückshormon" Serotonin hat Auswirkungen auf die Stimmungslage, den Schlaf-Wach-Rhythmus, die Schmerzwahrnehmung und die Nahrungsaufnahme. Dieser Stoff ist nicht nur in Schokolade und Nüssen, sondern auch in weniger kalorienreichen Lebensmitteln wie Tomaten, Bananen, Hülsenfrüchten und Sojabohnen enthalten.

Medikamenteneinnahme

Bei manchen Medikamenten gegen Depression, Angstzustände, Schlaflosigkeit, Diabetes, Bluthochdruck und Hormonkrankheiten kann es auch zur Gewichtssteigerung kommen.

Sonstige Gründe

Auch Bettlägerigkeit, Schwangerschaft, Operationen, Nikotinverzicht oder auch Stress in der Familie oder am Arbeitsplatz beeinflussen häufig das Gewicht.

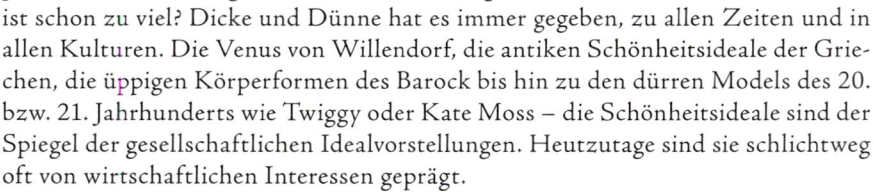

Was ist normal, wann ist es zu viel?

Idealgewicht, Normalgewicht, Übergewicht, Fettleibigkeit, Adipositas – all diese Begriffe stiften Verwirrung. Was ist ideal, was ist schon zu viel? Dicke und Dünne hat es immer gegeben, zu allen Zeiten und in allen Kulturen. Die Venus von Willendorf, die antiken Schönheitsideale der Griechen, die üppigen Körperformen des Barock bis hin zu den dürren Models des 20. bzw. 21. Jahrhunderts wie Twiggy oder Kate Moss – die Schönheitsideale sind der Spiegel der gesellschaftlichen Idealvorstellungen. Heutzutage sind sie schlichtweg oft von wirtschaftlichen Interessen geprägt.

Aktuell gilt schlank noch immer als das Schönheitsideal, auch wenn in den letzten Jahren ein gewisser Trend zu etwas kurvenreicheren Typen (Mariah Carey, Veronica Ferres usw.) festzustellen ist. Hinsichtlich der Größe der Oberweite bzw. des Gesäßes differieren die Geschmäcker. Je nach Vorbildern – und von der kosmetischen Chirurgie formbar – galten bzw. gelten abwechselnd besonders große oder eben weniger üppige Rundungen als schön.

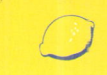

Seinem Körper zuliebe sollte man sich jedoch nicht dem launischen Diktat von diversen Schönheitsidealen unterwerfen, sondern ein Gewicht anstreben, das nicht krank macht und das allgemeine Wohlbefinden steigert.

Wie wird Übergewicht gemessen?

Aussagekräftig sind

- *die Berechnung des Body-Mass-Index (BMI). Der BMI gibt Aufschluss über das Ausmaß des Übergewichts.*

- *die Messung des Körperfetts: Sie bestimmt die Zusammensetzung des Körpers (Fett, Muskelmasse, Wasser)*

- *die Beurteilung der Fettverteilung: die Berechnung der Taillen–Hüftumfangsrelation. Je nachdem, ob wir durch unsere Fettverteilung mehr zum „Apfel"– oder „Birnen–Typ" neigen, steigt das Gesundheitsrisiko für Stoffwechsel–, Herz– und Kreislauferkrankungen.*

Der Body-Mass-Index (BMI)

Die gängige Formel zur Berechnung des Sollgewichtes ist der so genannte Körpermasseindex, auch Body-Mass-Index (BMI) genannt. Er ist ein Richtwert, bei dem weder das Alter noch das Geschlecht eine Rolle spielen – *ausgenommen sind allerdings Kinder, die nach eigenen Kriterien eingestuft werden.*
Der BMI zeigt sehr gut das Verhältnis zwischen dem Körpergewicht und der Körpergröße. Berechnet wird er folgendermaßen: Das Gewicht in Kilogramm wird durch die Körpergröße in Meter zum Quadrat dividiert (BMI = kg/m^2).

Berechnung:

$$BMI = \frac{\text{Körpergewicht (kg)}}{\text{Körpergröße quadriert (m}^2\text{)}}$$

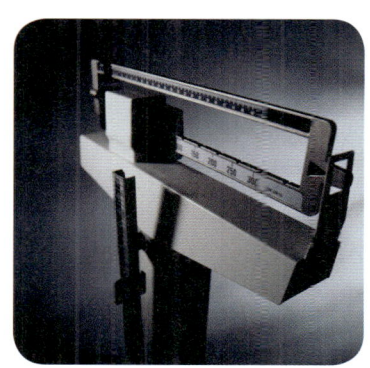

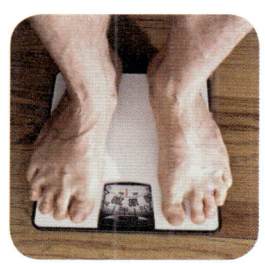

Berechnungsbeispiel:

Eine Person ist 172 cm groß und wiegt 80 kg.

$$BMI = \frac{80}{1{,}72 \times 1{,}72} = 27 \ kg/m^2 = \ddot{U}bergewicht$$

Lambert Adolphe Jacques Quételet wurde am 22. Februar 1796 im belgischen Gent geboren, wo er auch studierte und 1815 Mathematik-Dozent wurde. 1820 kam er an die Académie Royale des Sciences et Belles-Lettres de Bruxelles, wo man ihn 1836 zum Professor der Astronomie und Mathematik ernannte. Zudem arbeitete Quételet am belgischen Landesamt für Statistik und wurde 1828 Direktor der Brüsseler Sternwarte.

Bekannt wurde Quételet vor allem durch seine sozialstatistischen und anthropometrischen Arbeiten, in denen er versuchte, die physischen und moralischen Erscheinungen des individuellen und gemeinschaftlichen Lebens zu erforschen. Dazu zählten etwa Untersuchungen zum menschlichen Brustumfang, zur Lebenserwartung oder zu charakterlichen und sozialen Eigenschaften (Neigung zur

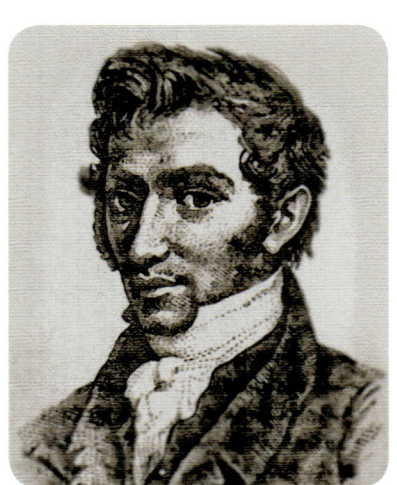

Adolphe Quételet 1796 - 1874
„Erfinder" des BMI

Schriftstellerei oder zur Kriminalität). Er schuf damit das Wissengebiet der „Sozialphysik".

1846 organisierte er die erste Volkszählung in Belgien. Seine Frau Cécile Virginie unterhielt in Brüssel einen viel beachteten Salon, der zur Begegnungsstätte wichtiger Gelehrter und Künstler wurde.

Quételet starb am 17. Februar 1874 in Brüssel. Großen Einfluss hatten seine Untersuchungen zum menschlichen Körper auf Alphonse Bertillon, der die nach ihm benannte „Bertillonage" entwickelte. Vor allem aber ist der von Quételet entwickelte Body-Mass-Index noch heute von größter Bedeutung.

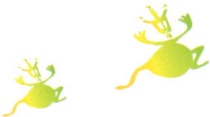

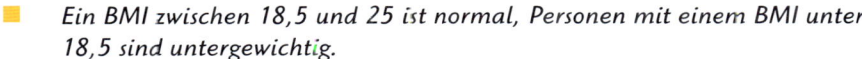

- *Ein BMI zwischen 18,5 und 25 ist normal, Personen mit einem BMI unter 18,5 sind untergewichtig.*

- *Ein BMI von 25 bis 30 wird als Übergewicht oder Präadipositas klassifiziert. Menschen mit diesem BMI sind schon übergewichtig, aber noch nicht unbedingt krank. Liegt Ihr BMI in diesem Bereich und finden sich gleichzeitig Begleiterkrankungen wie erhöhter Blutdruck, Fettstoffwechselstörungen, das Fettverteilungsmuster des so genannten „Apfeltyps" (siehe Seite 24) und/oder ein Typ-2-Diabetes auf, so sollten Sie unbedingt einen Arzt aufsuchen.*

- *Ab einem BMI von mehr als 30 liegt Fettleibigkeit oder Adipositas (also eine Krankheit) vor, die wegen des hohen Gesundheitsrisikos unbedingt und konsequent medizinisch behandelt sein muss.*

- *Ab einem BMI größer als 40 (Adipositas permagna) bestehen schwerste Gesundheitsfolgen. Das Risiko für die Entwicklung von Stoffwechselerkrankungen wie Diabetes Typ 2 und Gefäßerkrankungen mit Herzinfarkt und Schlaganfall ist bei dieser Übergewichtkategorie besonders hoch.*

Legende zur Body-Mass-Index-Tabelle auf Seite 22 (gilt nur für Erwachsene)

Untergewicht

Normalgewicht

Übergewicht

Fettleibigkeit

Bestimmen Sie mit Hilfe der Tabelle auf der folgenden Seite Ihren BMI.

Gewicht in kg	Größe in m														
	1,40	1,45	1,50	1,55	1,60	1,65	1,70	1,75	1,80	1,85	1,90	1,95	2,00	2,05	2,10
50	25,5	23,8	22,2	20,8	19,5	18,4	17,3	16,3	15,4	14,6	13,9	13,1	12,5	11,9	11,3
52,5	26,8	25,0	23,3	21,9	20,5	19,3	18,2	17,1	16,2	15,3	14,5	13,8	13,1	12,5	11,9
55	28,1	26,2	24,4	22,9	21,5	20,2	19,0	18,0	17,0	16,1	15,2	14,5	13,8	13,1	12,5
57,5	29,3	27,3	25,6	23,9	22,5	21,1	19,9	18,8	17,7	16,8	15,9	15,1	14,4	13,7	13,0
60	30,6	28,5	26,7	25,0	23,4	22,0	20,8	19,6	18,5	17,5	16,6	15,8	15,0	14,3	13,6
62,5	31,9	29,7	27,8	26,0	24,4	23,0	21,6	20,4	19,3	18,3	17,3	16,4	15,6	14,9	14,2
65	33,2	30,9	28,9	27,1	25,4	23,9	22,5	21,2	20,1	19,0	18,0	17,1	16,3	15,5	14,7
67,5	34,4	32,1	30,0	28,1	26,4	24,8	23,4	22,0	20,8	19,7	18,7	17,8	16,9	16,1	15,3
70	35,7	33,3	31,1	29,1	27,3	25,7	24,2	22,9	21,6	20,5	19,4	18,4	17,5	16,7	15,9
72,5	37,0	34,5	32,2	30,2	28,3	26,6	25,1	23,7	22,4	21,2	20,1	19,1	18,1	17,3	16,4
75	38,3	35,7	33,3	31,2	29,3	27,5	26,0	24,5	23,1	21,9	20,8	19,7	18,8	17,8	17,0
77,5	39,5	36,9	34,4	32,3	30,3	28,5	26,8	25,3	23,9	22,6	21,5	20,4	19,4	18,4	17,6
80	40,8	38,0	35,6	33,3	31,3	29,4	27,7	26,1	24,7	23,4	22,2	21,0	20,0	19,0	18,1
82,5	42,1	39,2	36,7	34,3	32,2	30,3	28,5	26,9	25,5	24,1	22,9	21,7	20,6	19,6	18,7
85	43,4	40,4	37,8	35,4	33,2	31,2	29,4	27,8	26,2	24,8	23,5	22,4	21,3	20,2	19,3
87,5	44,6	41,6	38,9	36,4	34,2	32,1	30,3	28,6	27,0	25,6	24,2	23,0	21,9	20,8	19,8
90	45,9	42,8	40,0	37,5	35,2	33,1	31,1	29,4	27,8	26,3	24,9	23,7	22,5	21,4	20,4
92,5	47,2	44,0	41,1	38,5	36,1	34,0	32,0	30,2	28,5	27,0	25,6	24,3	23,1	22,0	21,0
95	48,5	45,2	42,2	39,5	37,1	34,9	32,9	31,0	29,3	27,8	26,3	25,0	23,8	22,6	21,5
97,5	49,7	46,4	43,3	40,6	38,1	35,8	33,7	31,8	30,1	28,5	27,0	25,6	24,4	23,2	22,1
100	51,0	47,6	44,4	41,6	39,1	36,7	34,6	32,7	30,9	29,2	27,7	26,3	25,0	23,8	22,7
102,5	52,3	48,8	45,6	42,7	40,0	37,6	35,5	33,5	31,6	29,9	28,4	27,0	25,6	24,4	23,2
105	53,6	49,9	46,7	43,7	41,0	38,6	36,3	34,3	32,4	30,7	29,1	27,6	26,3	25,0	23,8
107,5	54,8	51,1	47,8	44,7	42,0	39,5	37,2	35,1	33,2	31,4	29,8	28,3	26,9	25,6	24,4
110	56,1	52,3	48,9	45,8	43,0	40,4	38,1	35,9	34,0	32,1	30,5	28,9	27,5	26,2	24,9
112,5	57,4	53,5	50,0	46,8	43,9	41,3	38,9	36,7	34,7	32,9	31,2	29,6	28,1	26,8	25,5
115	58,7	54,7	51,1	47,9	44,9	42,2	39,8	37,6	35,5	33,6	31,9	30,2	28,8	27,4	26,1
117,5	58,7	54,7	51,1	47,9	44,9	42,2	39,8	37,6	35,5	33,6	31,9	30,2	28,8	27,4	26,1
120	61,2	57,1	53,3	49,9	46,9	44,1	41,5	39,2	37,0	35,1	33,2	31,6	30,0	28,6	27,2
122,5	62,5	58,3	54,4	51,0	47,9	45,0	42,4	40,0	37,8	35,8	33,9	32,2	30,6	29,1	27,8
125	63,8	59,5	55,6	52,0	48,8	45,9	43,3	40,8	38,6	36,5	34,6	32,9	31,3	29,7	28,3
127,5	65,1	60,6	56,7	53,1	49,8	46,8	44,1	41,6	39,4	37,3	35,3	33,5	31,9	30,3	28,9
130	66,3	61,8	57,8	54,1	50,8	47,8	45,0	42,4	40,1	38,0	36,0	34,2	32,5	30,9	29,5
132,5	67,6	63,0	58,9	55,2	51,8	48,7	45,8	43,3	40,9	38,7	36,7	34,8	33,1	31,5	30,0
135	68,9	64,2	60,0	56,2	52,7	49,6	46,7	44,1	41,7	39,4	37,4	35,5	33,8	32,1	30,6
37,5	70,2	65,4	61,1	57,2	53,7	50,5	47,6	44,9	42,4	40,2	38,1	36,2	34,4	32,7	31,2
140	71,4	66,6	62,2	58,3	54,7	51,4	48,4	45,7	43,2	40,9	38,8	36,8	35,0	33,3	31,7

22

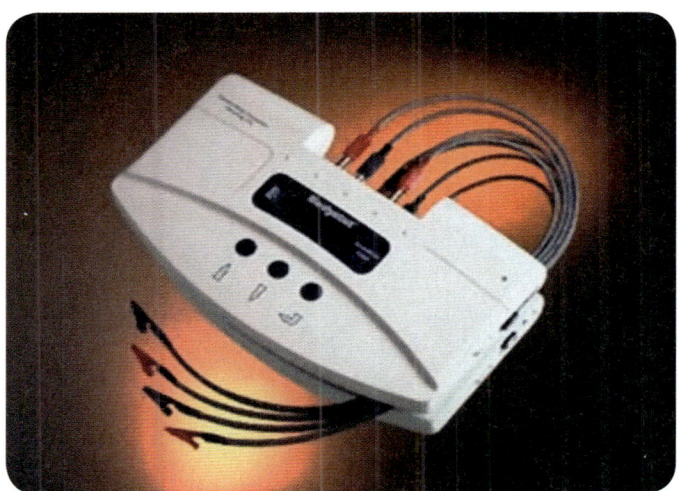

BIA-Messgerät

Der Körperfettanteil

Selbst wenn bei einer Person der BMI im Normalgewichtbereich liegt, bedeutet dies nicht unbedingt, dass auch der Fettanteil normal ist. Auch schlanke Personen können einen erhöhten Körperfettanteil haben, wenn sie sich falsch ernähren und nur wenig bewegen. Eine Körperfettmessung bei Ihrem Arzt hilft mit, mögliche Gesundheitsschäden frühzeitig zu erkennen.

Was ist und wie funktioniert eine BIA-Messung?

BIA heißt Bio-Impedanz-Analyse, übersetzt Körper-Widerstand-Analyse. Mit Hilfe dieser schmerz- und nebenwirkungsfreien Messung werden das Fettgewicht, die Muskelmasse und das Vorkommen der Wassermengen im Körper berechnet. Über Elektroden an Händen und Füßen wird nicht spürbarer Strom geleitet und es werden bestimmte Widerstandswerte aufgezeichnet. Mit Hilfe eines Computerprogramms werden diese Widerstandswerte unter Berücksichtigung des Gesamtgewichtes, der Größe, des Alters und des Geschlechts der Messperson ausgewertet.

Die Methode eignet sich besonders gut zur Kontrolle der Gewichtsreduktion: Man kann damit feststellen, ob das verlorene Gewicht hauptsächlich überschüssiges Fett ist oder ob es sich um einen Abbau von Muskeln bzw. den Verlust von Wasser handelt. Personen mit einem implantierten Herzschrittmacher oder Defibrillator dürfen die BIA-Messung nicht durchführen.

Messung der Körperzusammensetzung – Beurteilung
(Angaben des Körperfettanteils in %)

Frauen				Alter
zu wenig	normal	mäßig erhöht	fettleibig	
< 21	21 - 33	33,1 - 39	ab 39	20 - 39
< 23	23 - 34	34,1 - 40	ab 40	40 - 59
< 24	24 - 36	36,1 - 41	ab 41	60 - 79
Männer				Alter
zu wenig	normal	mäßig erhöht	fettleibig	
< 8	8 - 20	33,1 - 39	ab 25	20 - 39
< 10	10 - 22	34,1 - 40	ab 28	40 - 59
< 12	12 - 25	36,1 - 41	ab 30	60 - 79

Quelle: Gallagher et al NY Obesity Research Center

Neben der BIA-Methode gibt es mit der Messung des Taillen-Hüft-Umfangverhältnisses bzw. des Taillenumfangs noch eine einfache Methode, um festzustellen, ob sich das Fett rund um den Bauch (Apfel-Typ) oder rund um Oberschenkel und Po (Birnen-Typ) angesammelt hat und welche Gesundheitsrisiken diese Fettverteilungsformen bergen.

Birnen- oder Apfel-Typ

Unser Körper verfügt über mehrere Fettspeicher, dazu zählen die Bauchhöhle, das Unterhautgewebe und die Muskelzellen. Wird Fett vorwiegend im Bauchraum abgelagert, spricht man vom *Apfel-Typ.* Der *Birnen-Typ* hingegen sammelt das Fett in erster Linie unter der Haut an den Oberschenkeln, Hüften und am Po.
Diese Speicher verhalten sich sehr unterschiedlich: Der Bauchspeicher gibt das angesammelte Fett leicht ab, Unterhautfett wird dagegen nur schwer abgebaut.

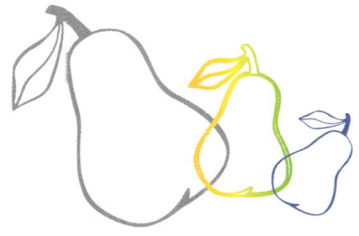

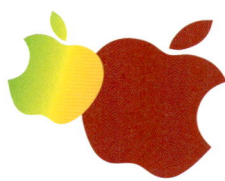

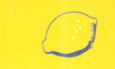

Welcher Typ sind Sie? Messen Sie Ihr Taillen-Hüft-Umfangverhältnis

Ein einfaches Maß zur Beurteilung der Fettverteilung ist die Berechnung des Taillen-Hüft-Umfangverhältnis. Dazu legen Sie sich auf eine harte Unterlage, am besten auf den Boden. Verwenden Sie das einfache Schneider-Maßband.

Den Taillenumfang messen Sie mit dem Band über dem Nabel, den Hüftumfang über der Knochenerhebung am oberen Oberschenkelknochen.

Dann dividieren Sie den Körperumfang in Nabelhöhe durch den Körperumfang in Hüfthöhe.

Liegt der Quotient zwischen Taillen- und Hüftumfang oberhalb der optimalen Werte (0,8 für Frauen und 1 für Männer), spricht man vom Apfeltyp (das Fett verteilt sich hauptsächlich im Bereich der Taille und des Bauches). Ist dieser Quotient kleiner als 0,8 (Frauen) oder 1 (Männer), zeigen sich die Fettdepots an den Oberschenkeln oder dem Po – es liegt ein Birnen-Typ vor.

Berechnung:

Umfangverhältnis:

$$\frac{\text{Körperumfang in Taillenhöhe (cm)}}{\text{Körperumfang in Hüfthöhe (cm)}}$$

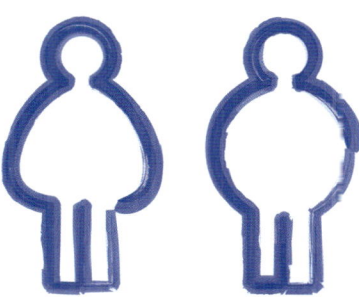

Optimale Werte des Taillen-Hüft-Umfangverhältnisses:

Frauen	nicht mehr als	⟶	**0,8**
Männern	nicht mehr als	⟶	**1,0**

Mit dem Taillenumfang geht es noch einfacher

Dazu legen Sie sich wieder auf den Boden, nehmen das Maßband und messen den Umfang über der Nabelhöhe. Der Taillenumfang ist eine unabhängige Messgröße für das Risiko, Erkrankungen der Herzkranzgefäße (Angina pectoris, Herzinfarkt) zu erleiden:

Risiko für Herz-Kreis-lauf-Erkrankungen	durchschnittlich	erhöht	stark erhöht
Männer	Taillenumfang weniger als 94 cm	Taillenumfang 94 – 102 cm	Taillenumfang mehr als 102 cm
Frauen	Taillenumfang weniger als 80 cm	Taillenumfang 80 – 88 cm	Taillenumfang mehr als 88 cm

Bei Personen ab einem BMI von 25 kg/m² sollte stets auch der Taillenumfang gemessen werden.

Gefangen in der Fettspirale

Prinzipiell gilt: Je fülliger der Bauch, desto größer ist das Risiko für die Entstehung von Diabetes mellitus Typ 2, Bluthochdruck und Herz-Kreislauf-Erkrankungen wie Herzinfarkt und Schlaganfall. Die bauchbetonte Fettverteilung ist ein Wegbereiter für das Metabolische Syndrom (siehe Seite 30), da es mehr gefährliche Stoffe herstellt als andere Fettdepots.

Warum der „Apfel-Typ" so gefährdet ist
Gefäßprobleme – Auswirkungen auf die Insulinproduktion – Diabetes Typ 2 – Metabolisches Syndrom

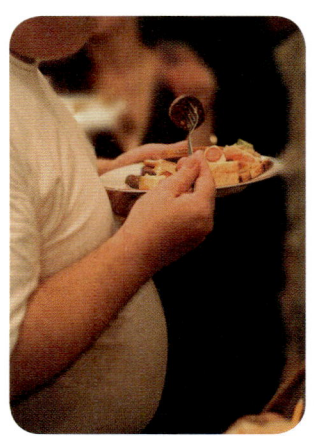

Das Fettgewebe ist nicht nur ein einfacher passiver Energiespeicher, es ist gleichzeitig ein sehr aktives Stoffwechselorgan: Je größer die einzelne Fettzelle und die gesamte Fettmasse, desto reger ist der Stoffwechsel.

Die Fettspeicher des „Bierbauches" rund um die Körpermitte sind besonders agil. Überfüllt entleeren sie permanent gespeichertes Fett in Form von freien Fettsäuren in die Blutbahn. Die Folgen: In den Körperzellen kommt es zur Ablagerung von Fett, dieser Vorgang schwächt die Insulinwirkung ab. Es entsteht die so genannte „Insulinresistenz". Die Bauchspeicheldrüse muss folglich immer mehr Insulin produzieren, um diese Resistenz zu überwinden. Je mehr Insulin im Blut zirkuliert, desto schwieriger ist es für einen übergewichtigen Menschen, seine Fettpölsterchen abzubauen – sie bleiben erhalten und werden sogar größer.

Insulin hat noch eine andere Aufgabe: Es fördert die Fettaufnahme in den Leberzellen. Die Leber ist unsere Chemiefabrik, sie benötigt Fettstoffe als Rohmaterial für verschiedene Produktionsvorgänge. Zu viel Insulin und Fettsäuren in der Blutbahn sorgen dafür, dass auch die Leberzellen verfetten. Somit kann auch die Leber nicht mehr einwandfrei arbeiten und wird selbst zunehmend insulinunempfindlicher. Deswegen beginnt sie unkontrolliert Glukose und Fett zu produzieren. Es kommt zu einer weiteren Erhöhung von Glukose und freien Fettsäuren in der Blutbahn, noch mehr Insulin wird benötigt. Der Teufelskreis schließt sich!

Die entgleisten Stoffwechselvorgänge haben dramatische Folgen:

- *Blutzucker und Blutfette steigen durch die Fehlregulation an. Außerdem werden Faktoren produziert, die die Gefäße verengen; es entsteht Bluthochdruck. Der Arzt wird in diesem Stadium eine Fettstoffwechselstörung und Bluthochdruck diagnostizieren.*

- *Da das Gleichgewicht der Stoffwechselprozesse gestört ist, entarten Schutzmechanismen in entzündliche Verfettungs- und Verkalkungsprozesse der Gefäßwände – es kommt zur Plaquebildung und in Folge zur Atherosklerose. Die Gefäße werden eng und brüchig.*

- *Wenn sich die Transportstraßen unseres Organismus, die Blutgefäße, durch Atherosklerose verengen, wird die Zufuhr von lebenswichtigen Stoffen zur Energieerzeugung und zum Zellaufbau nur mangelhaft oder gar nicht ermöglicht. Kommt es gar zu einem plötzlichen Verschluss der Gefäße, die das Blut zum Herzen oder Gehirn bringen, treten lebensbedrohliche Ereignisse wie Herzinfarkt und Schlaganfall auf.*

- *Wenn die Bauchspeicheldrüse durch die ständige Produktion von Insulin überfordert ist, bleiben die Blutzuckerwerte dauerhaft hoch, es entsteht der Diabetes mellitus Typ 2*
  Die Ursachen für Diabetes mellitus Typ 2 liegen meistens im Übergewicht. Waren früher in ersten Linie Menschen ab dem 50. Lebensjahr davon betroffen – daher auch der Begriff „Altersdiabetes" –, so trifft diese Diabetesform nun immer mehr junge Menschen, gelegentlich sogar Kinder und Jugendliche. Mit jedem Kilo zu viel – besonders, wenn es sich rund um die Bauchmitte angesammelt hat – steigt das Risiko, an Diabetes zu erkranken. Bei einem Body-Mass-Index über 35 ist die Wahrscheinlichkeit sehr hoch, Diabetes zu bekommen. Diese Stoffwechselerkrankung verläuft zunächst über Jahre, sogar Jahrzehnte schleichend und wird oft zu spät erkannt, nicht selten zufällig infolge eines Herzinfarktes oder Schlaganfalls.

- *Weiters verursacht die dauerhaft erhöhte Blutglukose eine „Verzuckerung" der Eiweißstrukturen und sorgt für eine weitere Schädigung der Organe wie Nieren und Nerven. Diabetischer Fuß, Nierenversagen und Erektionsstörungen können weitere Folgen sein.*

Übergewichtige sollten sich regelmäßig von ihrem Arzt untersuchen lassen. Übergewicht und besonders Fettleibigkeit steigern das Risiko für Bluthochdruck, erhöhte Blutfettwerte und erhöhten Blutzucker enorm. Diese Faktoren verursachen jahrelang keine Schmerzen, die Folgen wie Schlaganfall, Herzinfarkt und Diabetes sind aber dramatisch.

Viele wissen gar nicht, dass sie schon schwer erkrankt sind: 75 % der erwachsenen Österreicher leiden an einer Fettstoffwechselstörung und zirka 30 % an Bluthochdruck, 11 % sind krankhaft übergewichtig (fettleibig).

Menschen mit bauchbetonter Fettverteilung (Apfel-Typ) leiden viel häufiger an Diabetes, Bluthochdruck, Fettstoffwechselstörungen, Atherosklerose, Herzinfarkt und Schlaganfall als Personen mit hüftbetonter Fettverteilung (Birnen-Typ). Das bauchbetonte Fett ist somit ein Wegbereiter für das Metabolische Syndrom.

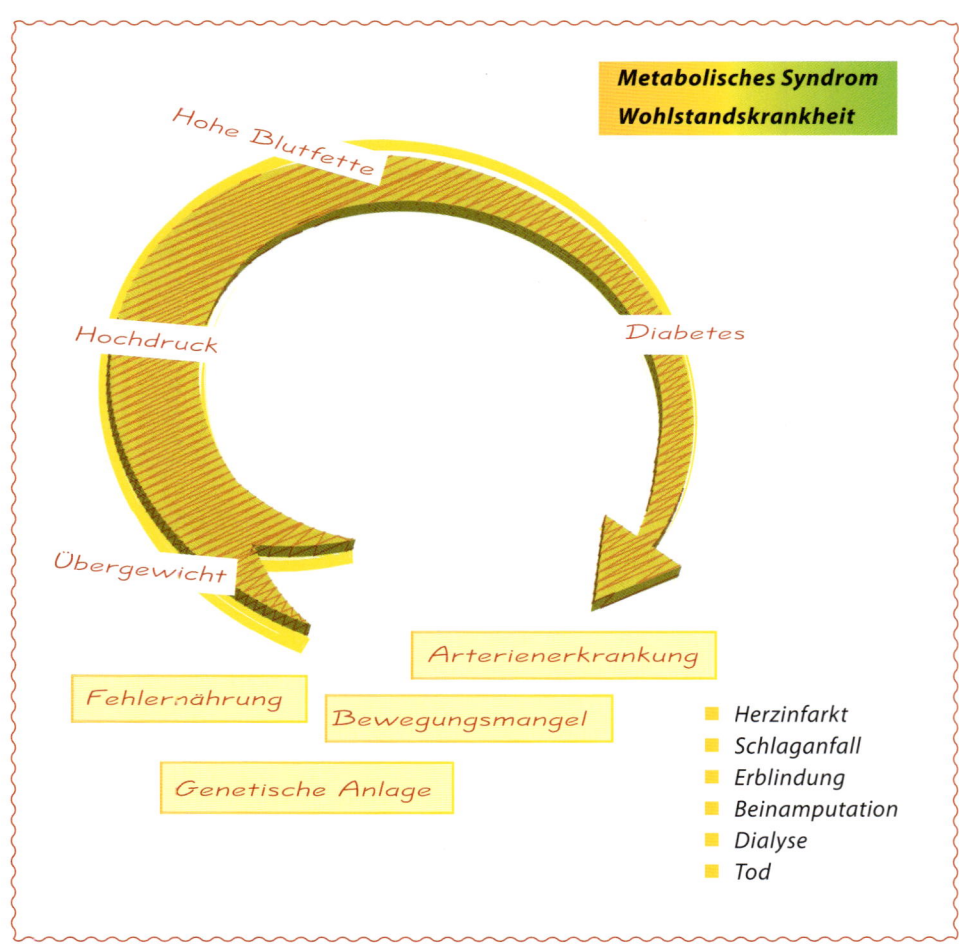

Metabolisches Syndrom
was heißt das genau?

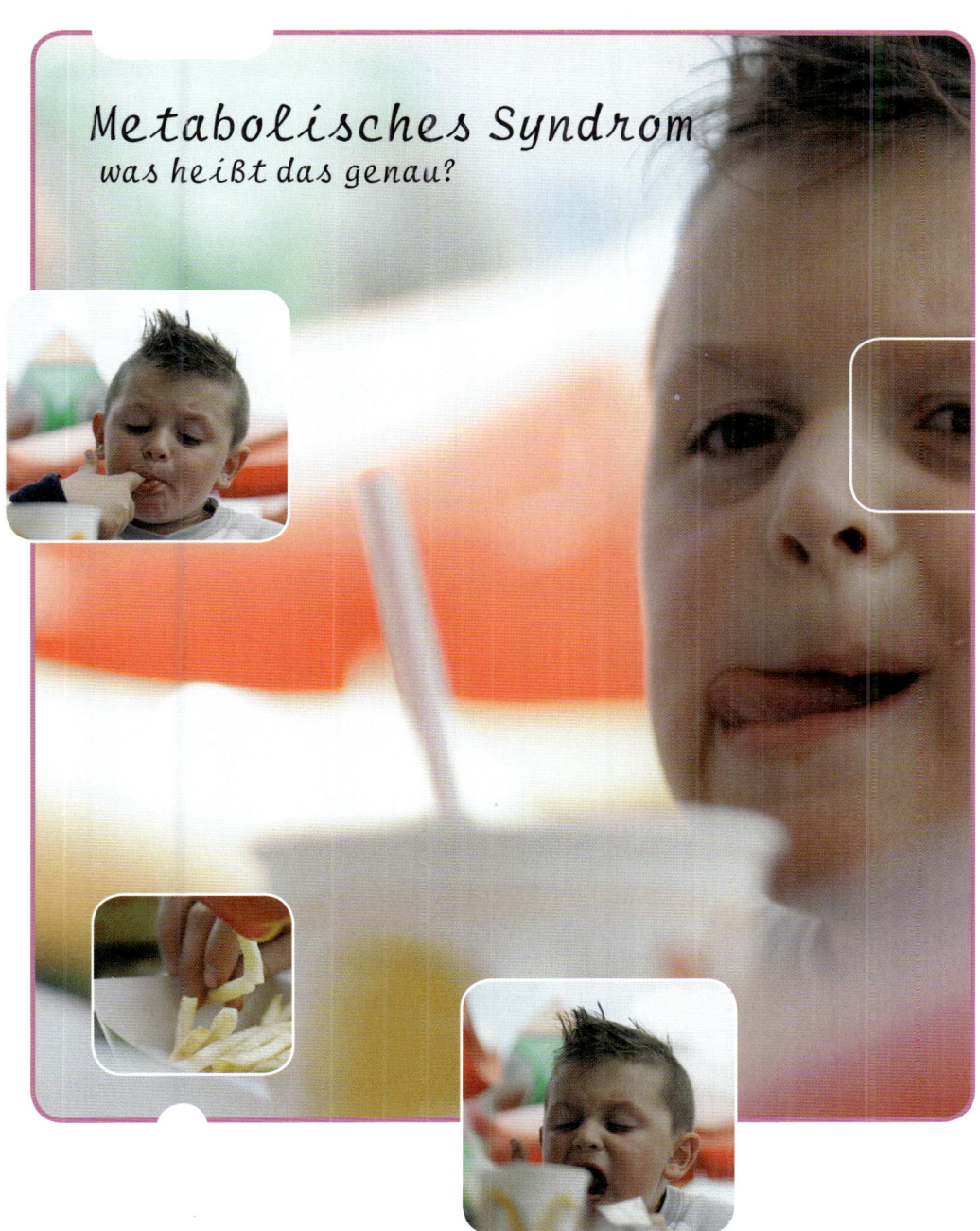

Metabolisches Syndrom – was heißt das genau?

„Metabolisches Syndrom" ist die Bezeichnung für das gemeinsame Auftreten von so genannten Zivilisationskrankheiten, die ihre Ursache im bauchbetonten Übergewicht haben und sich gegenseitig verstärken.
Teilkomponenten sind:

- *Übergewicht/Fettleibigkeit u.a. vom Apfel-Typ,*
- *Diabetes mellitus Typ 2 („Zuckerkrankheit") oder Diabetesvorstufen,*
- *Fettstoffwechselstörungen (zu wenig „gutes" HDL-Cholesterin, zu viel Triglyzeride) und*
- *Bluthochdruck.*

Die Diagnose „Metabolisches Syndrom" liegt dann vor, wenn drei der folgenden fünf Messwerte über- bzw. unterschritten werden:

- *Bauchumfang mehr als 102 cm beim Mann, mehr als 88 cm bei der Frau*
- *Triglyzeride höher als 150 mg/dl*
- *HDL-Cholesterin weniger als 40 mg/dl beim Mann, weniger als 50 mg/dl bei der Frau*
- *Blutdruck höher als 130/85 mm Hg*
- *Nüchternblutzucker höher als 100 mg/dl*

Was bedeuten erhöhte bzw. zu niedere Werte?

- *Zu großer Bauchumfang ist ein Zeichen für Übergewicht/Fettleibigkeit mit dem Fettverteilungsmuster vom Apfel-Typ.*
- *Erhöhte Triglyzeridwerte und erniedrigte HDL-Werte deuten auf eine Fettstoffwechselstörung hin.*
- *Erhöhte Blutzuckerwerte nüchtern und/oder zwei Stunden nach dem Essen sind typisch für Diabetes oder Diabetes-Vorstufen.*

Folgen für Gesundheit und Lebensqualität

Dass Übergewicht, Bluthochdruck, Fettstoffwechselstörungen und Diabetes mellitus Typ 2 eng zusammenhängen, zeigen auch folgende Fakten:

- *90 % Diabetiker sind übergewichtig.*

- *80 % der Typ-2-Diabetiker leiden an Bluthochdruck.*

- *50 % Diabetiker vom Typ 2 weisen bei Diagnosestellung eine Fettstoffwechselstörung auf.*

Trifft Diabetes mit Übergewicht, Bluthochdruck und zu hohen Cholesterinwerten zusammen, ist das Risiko einer Arterienverkalkung besonders hoch. Betroffene sind Kandidaten für Herzinfarkt, Schlaganfall und für Verschlüsse der Beinarterien!

Ein kleiner Blick in die Statistik:

- *Herzinfarkt ist die Todesursache Nr. 1 für Diabetiker.*

- *Zwei Drittel der Patienten mit Angina pectoris und Herzinfarkt haben Diabetes oder eine Vorstufe (gestörte Glukosetoleranz).*

- *Ein Diabetiker ohne Herzkranzgefäßerkrankung (Angina pectoris oder Herzinfarkt) hat ein genauso hohes Herzinfarktrisiko wie ein Nichtdiabetiker mit einer schon bekannten Herzkranzgefäßerkrankung.*

- *Personen mit Fettstoffwechselstörungen und Diabetes haben ein 20fach größeres Risiko für Herzinfarkt als Menschen ohne diese Erkrankungen.*

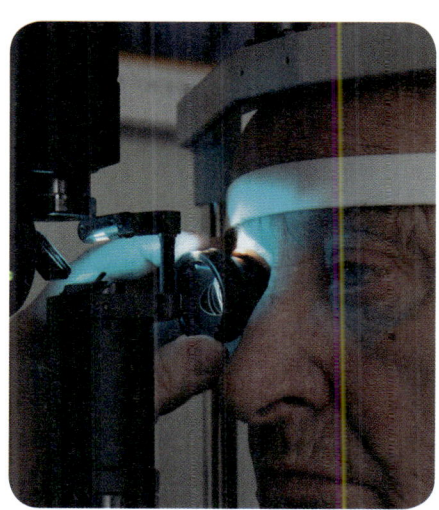

- *Diabetes ist die häufigste Ursache für Erblindungen bei Erwachsenen.*

- *Diabetiker erkranken 17-mal öfter an Nierenleiden.*

- *Diabetiker haben ein 15fach höheres Risiko für Beinamputationen.*

- *Ein Diabetiker hat ein doppelt so hohes Sterberisiko wie ein gleichaltriger Nichtdiabetiker.*

Fatales Zusammenspiel

In Deutschland wurden im Rahmen der so genannten PROCAM-Studie seit 25 Jahren mehr als 30.000 Menschen untersucht, um jene Faktoren festzustellen, die die Entstehung eines Herzinfarkts stark beeinflussen. Für die Berechnung des Herzinfarktrisikos sind auf Grund der Studie die folgenden acht Risikofaktoren von Bedeutung:

- erhöhtes „schlechtes" Cholesterin (LDL-Cholesterin),
- erniedrigtes „gutes" Cholesterin (HDL-Cholesterin) und
- bedenkliche Triglyzeridwerte,
- bestehender Diabetes mellitus,
- Rauchen,
- ein erhöhter Blutdruckwert,
- Herzinfarkt und Angina pectoris in der Familie,
- Lebensalter.

Hat ein Patient sowohl hohes LDL-Cholesterin als auch niedriges HDL-Cholesterin und erhöhte Triglyzeride, dann ist sein Herzinfarkt-Risiko besonders erhöht. Mit zunehmendem Körpergewicht verschlechtern sich unter anderem die Werte von Gesamt-, LDL- und HDL-Cholesterin, Triglyzeride und Blutdruck.

Als bedeutsame Risikofaktoren für einen Schlaganfall konnten in der PROCAM-Studie das Lebensalter, gelegentlicher oder bestehender Bluthochdruck, Rauchen, Übergewicht/Fettleibigkeit sowie zu viel Gesamtcholesterin nachgewiesen werden.

Die meisten Menschen sterben in Österreich an Herz-Kreislauf-Erkrankungen, gefolgt von Krebserkrankungen, vor allem Dickdarm- und Lungenkrebs sowie Prostatakrebs bei Männern und Brustkrebs bei Frauen.

Auffallend ist weiters, dass fettleibige Menschen, besonders mit dem Fettverteilungsmuster des Apfel-Typs, öfter an Dickdarm-, Nieren-, Speiseröhren-, Magen-, Bauchspeicheldrüsen- und Gallenkrebs erkranken. Auch Prostata- bzw. Brust-, Gebärmutter- und Eierstockkrebs treten bei adipösen Personen häufiger auf als bei Normalgewichtigen.

Aktiv gegen das Metabolische Syndrom

Ihr Arzt wird Sie über Maßnahmen zur Senkung des Übergewichts informieren und falls notwendig entsprechende Medikamente gegen Bluthochdruck, erhöhte Blutfette und Diabetes verordnen. Eventuell sind einige zusätzliche Untersu-

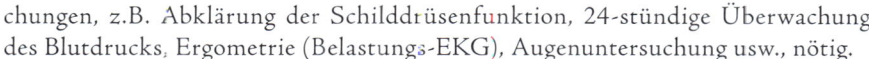

chungen, z.B. Abklärung der Schilddrüsenfunktion, 24-stündige Überwachung des Blutdrucks, Ergometrie (Belastungs-EKG), Augenuntersuchung usw., nötig.

Was Sie selbst tun können:

- ■ ***Umstellung der Ernährung:*** *Eine ausgewogene, ballaststoffreiche, fetteingeschränkte Ernährung reduziert das Übergewicht, bringt Blutzucker und Bluthochdruck wieder ins Gleichgewicht.*

- ■ ***Bewegung, Bewegung, Bewegung:*** *Regelmäßige körperliche Betätigung senkt den Blutdruck, stabilisiert die Cholesterinwerte und lässt die Kilos schmelzen. Wie Sie in Ihren Alltag mehr Bewegung und Schwung bringen, lesen Sie ab Seite 76.*

- ■ ***Nehmen Sie die verordneten Medikamente nach Vorgabe ein*** *und gehen Sie regelmäßig zu den ärztlichen Untersuchungen. Wenn sich Ihr Körpergewicht sowie Blutdruck-, Cholesterin-, Triglyzeride- und Blutzuckerwerte durch viel Bewegung und gesunde Ernährung verbessern, kann man auch Medikamente deutlich reduzieren, bestenfalls sogar zur Gänze absetzen.*

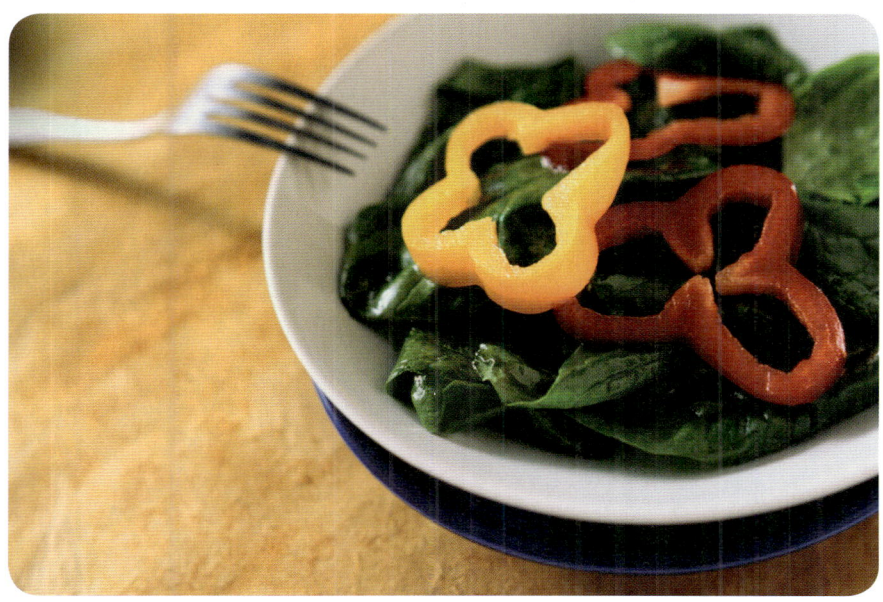

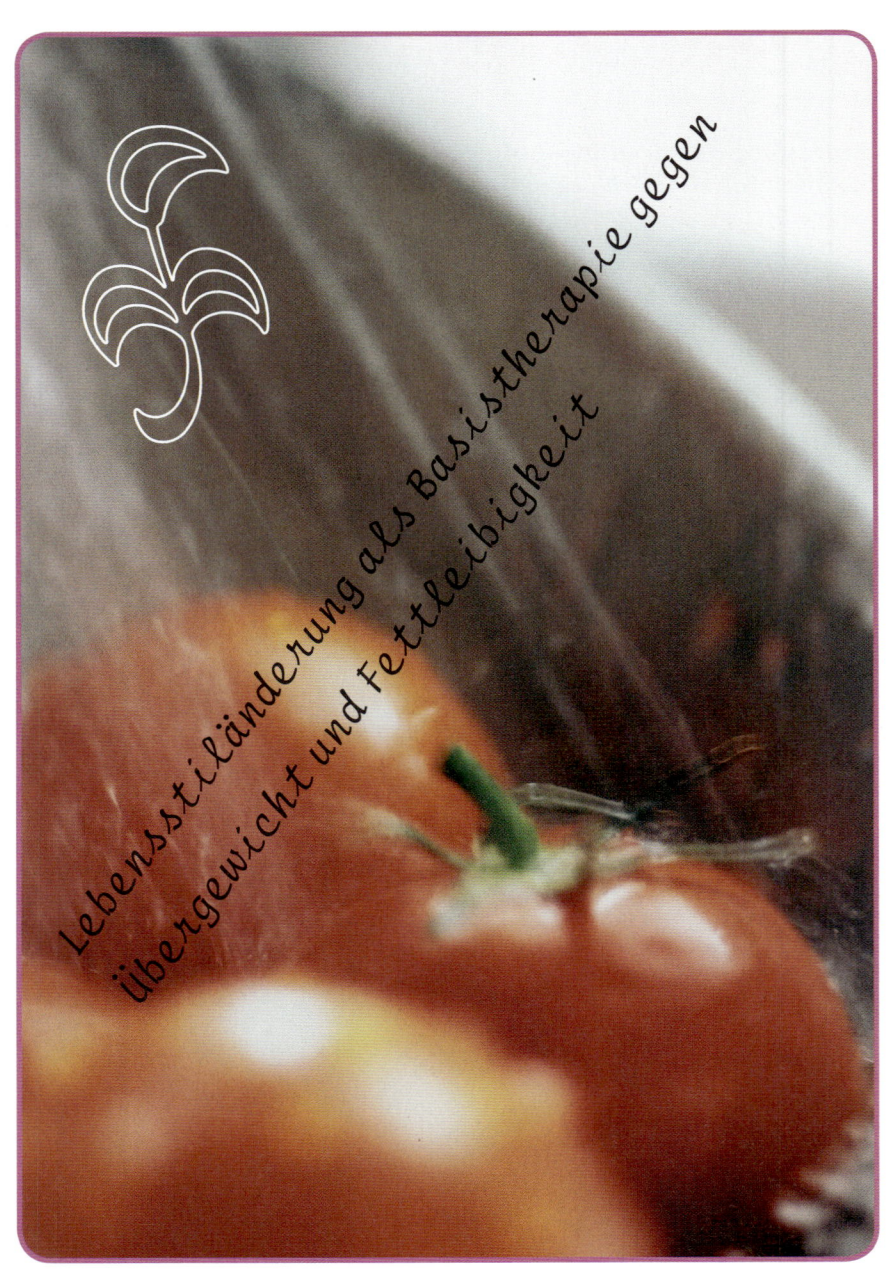

Lebensstiländerung als Basistherapie gegen Übergewicht und Fettleibigkeit

Lebensstiländerung als Basistherapie gegen Übergewicht und Fettleibigkeit

Der gefürchtete Jo-Jo-Effekt

Viele glauben, es sei relativ leicht, 10 bis 20 kg Körpergewicht zu verlieren: Man müsse sich nur über eine gewisse Zeit disziplinieren und die Energiezufuhr einfach drastisch verringern, und schon würden die Kilos nur so dahinschmelzen. Allerdings ist von solchen so genannten Crash-Diäten dringend abzuraten, da der Erfolg zweifelhaft und meist nur kurzlebig ist.

Durch eine rasche Gewichtsreduktion ohne gleichzeitiges Körpertraining kommt es zwangsläufig zu einem drastischen Verlust an Muskelmasse. Mit entsprechenden Konsequenzen für den Grundumsatz: Je weniger Muskelmasse der Körper besitzt, desto kleiner ist der Grundumsatz.

Die Folgen: Nach dem schnell erreichten „Erfolg" beginnt man wieder „normal" zu essen, diesmal mit niedrigerem Grundumsatz als Basis. Somit ist die sukzessive Gewichtszunahme vorprogrammiert.

Dieses Phänomen ist gut bekannt und als Jo-Jo-Effekt beschrieben: Nach einer Crash-Diät kehren alle Kilos wieder zurück und zum Schluss gibt es als „Zugabe" noch ein paar Kilogramm mehr und das Gefühl, versagt zu haben. Je öfter es zum Jo-Jo-Effekt kommt, desto mehr Fett- und weniger Muskelmasse wird aufgebaut. Der Grundumsatz wird immer geringer – ein schlechter Ausgangspunkt für den nächsten Versuch.

Wundermittel

Auch „Wundermittel" halten nicht, was sie versprechen: Die Wirksamkeit von Mode-„Schlankheitsmitteln" wie L-Carnitin, Chrom, Hydroxycitrat, Apfelessigpillen, Spargelkapseln, Schlankheitspflaster, Pyruvat, Chitosan, Arginin, Pektin, Guar Gum usw. ist wissenschaftlich nicht bewiesen. Die teilweise massive Bewerbung mancher Schlankheitsprodukte grenzt oft schon an Betrug und Irreführung.

Fettleibigkeit ist ein komplexes medizinisches Problem und kann nie mit Crash-Diäten und Wundermitteln behoben werden.

Lebensstiländerung – neue gesunde Lebensgestaltung

Bei vorliegendem Übergewicht oder bei diagnostizierter Fettleibigkeit wird Ihr Arzt gemeinsam mit Ihnen die Ursache(n) dafür herausarbeiten und Therapieziele sowie Gegenstrategien entwickeln.

Die Grundlage dafür ist ein gesunder Lebensstil.

Dazu gehören gesunde Ernährung, regelmäßige Bewegung, Verzicht auf die Zigarette, Stressvermeidung und -abbau und die Förderung der geistigen Aktivität. Ohne Verhaltensmodifikation wird man es nicht schaffen, die Ernährungs- und Bewegungsgewohnheiten zu ändern. Ohne Bewegung riskiert man den Verlust der Muskelmasse und daraus resultiert die Verringerung des Grundumsatzes. Ohne Ernährungsumstellung wird die Energiezufuhr weiterhin zu hoch bleiben.

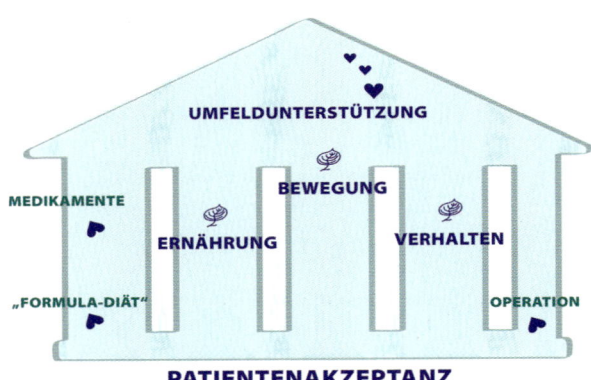

Ohne eine Änderung Ihrer Lebensgewohnheiten kann Übergewicht oder Fettleibigkeit nicht erfolgreich behandelt werden. Entscheidet dabei ist Ihre Bereitschaft für eine grundlegende Änderung und Ihre Akzeptanz der geplanten Maßnahmen. Ohne positive innere Einstellung gegenüber den vorgeschlagenen Änderungsschritten ist jeder Versuch schon im Vorhinein zum Scheitern verurteilt. Selbstverständlich sollten Sie alle Unklarheiten, offenen Fragen, aufgetauchten Schwierigkeiten immer mit Ihrem Arzt besprechen. Die drei Hauptsäulen der Übergewichts- und Fettleibigkeitstherapie sind Ernährungs-, Bewegungs- und Verhaltenstherapie. Sie sind die Bestandteile des Grundprogramms zur Lebensstiländerung, die bei jedem Übergewichtsgrad eingesetzt werden sollen. Zusätzlich stehen Medikamente, „Formula-Diäten" (z.B. Protein-Shakes) und chirurgische Maßnahmen zur Verfügung. Verständnis und Unterstützung durch Familie und Arbeitskollegen sind eine wertvolle Hilfe, aber leider nicht immer vorhanden.

Alle guten Dinge brauchen Zeit

Das Allerwichtigste ist es, den Jo-Jo-Effekt zu verhindern und eine dauerhafte Gewichtsreduktion zu erzielen, was nur möglich ist, wenn das neue Verhaltensmuster lebenslang jeden Tag gelebt wird. Deswegen muss der neue Lebensstil mindestens so angenehm und zwanglos empfunden werden wie der alte.

Schlüpfen Sie langsam und „schmerzlos" in die neue Rolle! Nehmen Sie sich die Zeit, die Sie dazu brauchen. Die Umstellungsphase kann sechs Monate, ein Jahr oder länger dauern.

Das endgültige Ziel ist eine anhaltende Körpergewichtreduktion und die Beseitigung der krank machenden und schädlichen Lebensgewohnheiten. Schon eine mäßige Körpergewichtsreduktion führt zu einer enormen Verminderung des Risikos für Herzinfarkt, Schlaganfall und Krebs und kann somit lebensrettend sein.

Eine gute Figur, ein straffer Körper, inneres Gleichgewicht und allgemeines Wohlbefinden sind angenehme und willkommene Nebenwirkungen.

Moderate Gewichtsreduktion – großer Gewinn

Ihr Arzt hat Ihnen geraten, Ihr Körpergewicht zu reduzieren – 15 gute Gründe sprechen dafür:

Eine mäßige Körpergewichtsreduktion von etwa 10 Kilo senkt

1. die Gesamtsterblichkeit um mehr als 20 %,
2. das Risiko, an Diabetes zu sterben, um mehr als 30 %,
3. die mit Fettleibigkeit verbundenen Krebstodesfälle um mehr als 40 %,
4. das Risiko für die Entwicklung von Bluthochdruck,
5. den Blutdruck bei Patienten mit schon bestehendem Bluthochdruck,
6. das HbA1c („Langzeitzucker"-Wert) bei Diabetikern um ein bis drei %,
7. den Nüchternblutzucker bei Diabetikern um 30 bis 40 mg/dl,
8. das Risiko für die Entwicklung von Typ-2-Diabetes aus einer Diabetes-Vorstufe um etwa 60 % – dafür reichen schon 3,5 bis 5,5 Kilos weniger,
9. das Gesamtcholesterin um etwa zehn %,
10. das LDL-Cholesterin („schlechtes Cholesterin") um etwa 15 %,
11. die Triglyceride bis 80 %.

Gleichzeitig werden erhöht:

12. das HDL-Cholesterin („gutes Cholesterin"),
13. die Beweglichkeit durch weniger Gelenkbeschwerden,
14. das Selbstbewusstsein und nicht zuletzt
15. die Lebensqualität.

Drei Erfolgsstorys

Frau P. (45) war mit ihrem Körpergewicht von 86,5 kg bei einer Körpergröße von 165 cm krankhaft übergewichtig – fettleibig. Ihr Bauchumfang betrug 105 und an der Hüfte 104 cm. Im Alter von 20 Jahren erlitt Frau P. ein Nierenversagen und bekam eine Niere ihrer Mutter transplantiert. Daher sind eine regelmäßige Blutdruck- und andere Stoffwechselparameterkontrollen (z.B. Blutzucker und Blutfette) sehr wichtig. Ihr Blutdruck war aber trotz blutdrucksenkender Medikamente zu hoch, die Blutfettwerte alle außerhalb des Normbereichs. Schlussendlich war Frau P. für eine Lebensstiländerung bereit.

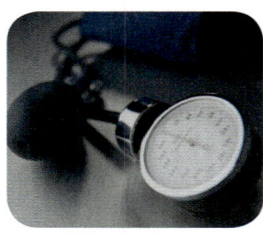

Langsam aber beständig verlor sie in 9 Monaten 13 Kilos. Derzeit ist sie leicht übergewichtig (BMI 27). Der Bauchumfang ist mit 93 cm um 12 cm kleiner geworden, der Hüftumfang ist größer als der Bauchumfang – derzeit 96 cm – und sie wechselte vom Apfel- zum Birnen-Typ. Der Blutdruck ist gut eingestellt, allerdings nimmt Frau P. noch ein blutdrucksenkendes Medikament. Die Blutfette sind deutlich besser geworden und fast im Normbereich. Sie ist sehr zufrieden und macht langsam weiter.

Frau P. berichtet

„Meine Ärzte haben mich schon öfters auf die Gefahren des Übergewichts aufmerksam gemacht, und dass gerade das Bauchfett am Körper zum gesundheitlich gefährlichsten Fettanteil gehört, wusste ich schon lange. Erst als ich bereits 4 cm über jenem Höchstmaß war, das für Männer gilt, fasste ich aus Angst vor einem drohenden Schlaganfall endgültig den Entschluss, mich um eine zielführende Gewichtsreduktion zu kümmern und ich nahm an einem medizinischen Programm für Lebensstiländerung teil.

Ich hatte nun an meinen Ernährungsgewohnheiten einiges zu ändern: Weg von fetten Jausenbroten und weißen Weckerln während meiner Arbeitszeit, stattdessen Obst, fettarmer Joghurt und auch zum Frühstück fettarme Käsesorten und Vollkornbrot, keine Butterbrote und/oder fette Wurst. Auch die Umstellung von süßen und fetten Nascherein, wie Milchschokolade, Torten, fettem Salzgebäck auf 70 %ige Kakaoschokolade in kleinen Stückchen pro Portion zum Kaffee war kein Problem. Viel Wasser und/oder Tee trinken ist auch ein wichtiger Bestandteil in diesem Programm, ist aber für mich seit etwa 25 Jahren obligat, da ich auf Grund eines Nierentransplantates 3 l Flüssigkeit pro Tag zuführen muss und nach dem Eingriff noch im Krankenhaus gelernt habe, diese Flüssigkeitsmenge konsequent jeden Tag zu mir zu nehmen.

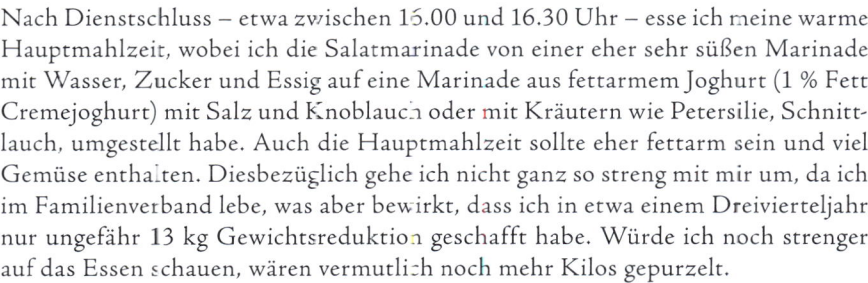

Nach Dienstschluss – etwa zwischen 16.00 und 16.30 Uhr – esse ich meine warme Hauptmahlzeit, wobei ich die Salatmarinade von einer eher sehr süßen Marinade mit Wasser, Zucker und Essig auf eine Marinade aus fettarmem Joghurt (1 % Fett Cremejoghurt) mit Salz und Knoblauch oder mit Kräutern wie Petersilie, Schnittlauch, umgestellt habe. Auch die Hauptmahlzeit sollte eher fettarm sein und viel Gemüse enthalten. Diesbezüglich gehe ich nicht ganz so streng mit mir um, da ich im Familienverband lebe, was aber bewirkt, dass ich in etwa einem Dreivierteljahr nur ungefähr 13 kg Gewichtsreduktion geschafft habe. Würde ich noch strenger auf das Essen schauen, wären vermutlich noch mehr Kilos gepurzelt.

Aber – und dieses Aber ist für mich sehr wichtig – ich möchte innerhalb dieses Programms nichts tun, was mir absolut unangenehm ist. Der Kurs ist nun längst vorüber, aber ein Ende des Programms wird es nicht geben.

Weiters ist ganz besonders wichtig, sich täglich zu bewegen, aber im Sinne von Training und nicht nur im Rahmen der normalen Hausarbeit. Also Gymnastik, zu Fuß gehen, wenn möglich und vom Arzt empfohlen bzw. erlaubt, auch Laufen, Schwimmen und alle anderen Sportarten oder einfach zu Hause am Hometrainer, wie ich meine für mich vorgesehene Turnstunde zumeist zubringe: eine halbe Stunde Gymnastik und etwa genauso viel Zeit am Hometrainer. Das war für mich die schwerste Umstellung. So leicht mir die Ernährungsumstellungen fielen, so habe ich auch jetzt noch ein gewisses Problem damit, Freude an der Bewegung zu finden. Nicht nur aus Faulheit, sondern weil sich durch zu viele Jahre die falsche

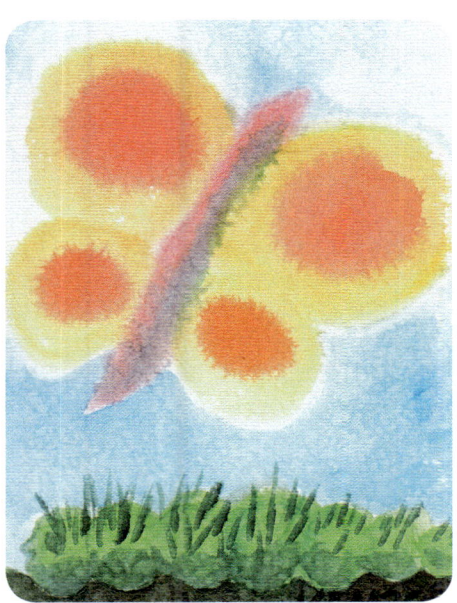

Lebensweise sehr tief verwurzelt hat.

Ich wiege nun 73,5 kg und möchte dieses Gewicht halten. Vielleicht kann ich noch einige Kilogramm abnehmen, wobei ich nun die Richtlinien dazu kenne und auch weiß, dass nichts Positives passieren kann, wenn ich sie nicht ordentlich befolge, aber dass es sofort wieder funktioniert und weiter geht, wenn ich mich ein bisschen darum bemühe.

Lassen auch Sie sich vom Arzt Ihres Vertrauens zu Lebensstiländerungen beraten und erarbeiten sie gemeinsam, was zu Ihrem persönlichen Leben passt. Bedenken Sie dabei, dass alle Umstellungen keine Strafe, sondern Freude für Körper, Geist und Seele bedeuten sollen."

Resultate Frau P. (45) Lebensstil-Programm seit ca. 9 Monaten	Start	Derzeit	Ziel
Gewicht	86,5 kg	73,5 kg (-13 kg)	68 kg
Fett	34,7 kg	22,3 kg (-12,4 kg)	17 kg
BMI	32,2	27	25
Bauch	105 cm	93 cm	88 cm
Hüfte	104 cm	96,5 cm	erreicht
Typ	Apfel	Birne	erreicht
RR	165/95	132/81	Medikamente weiter

30 min Hometrainer + 30 min Gymnastik abends (fast) täglich
Obst ⇧ Gemüse ⇧ Müsli! Nascherei ⇩⇩⇩ Fett ⇩ und anderes, Zucker ⇩
sehr zufrieden - macht weiter

Frau E. (55) war vor etwa zweieinhalb Jahren mit einem BMI von 44 extrem fett-leibig. Die überschüssigen Kilos erschwerten ihren beruflichen und privaten All-tag sehr. Auch gesundheitlich setzte ihr das Übergewicht sehr zu: Der Blutdruck war erhöht, es zeichnete sich beginnender Diabetes ab, die Leber war verfettet, der Fettstoffwechsel krankhaft verändert, auch Gelenke und Wirbelsäule litten unter dem Gewicht. Die Ärzte diagnostizierten ein voll ausgebildetes Metabo-lisches Syndrom mit allen Teilkomponenten und daraus folgenden Beschwerden. Ihr berechnetes Risiko für einen Herzinfarkt war hoch (etwa 20 %).

Da der Leidensdruck für Frau E. immer größer wurde, erklärte sie sich bereit, ihren Lebensstil gründlich zu ändern. Gemeinsam mit ihrer Ärztin hat sie eine Strategie ausgearbeitet, die zu ihr passt und die sie im Alltag umsetzen kann. Zu-erst wurden ein Lungenfacharzt und ein Kardiologe konsultiert, die Schilddrüse wurde untersucht.

Obwohl die Patientin schon bei minimalsten körperlichen Anstrengungen außer Atem geriet, waren Lungen und Herz durch das Übergewicht noch nicht geschä-digt. Die Schilddrüsen-Untersuchung ergab eine Unterfunktion, die Patientin be-kam ein Schilddrüsen-Ersatzhormon verordnet.

Danach wurden die Bausteine Ernährung, Bewegung und Stressabbau an ihren Tagesablauf, an ihre körperliche und gesundheitliche Verfassung sowie an ihre Wünsche angepasst.

Bewegung war am Anfang ein großes Problem: Frau E. mochte den Hometrainer nicht. Deswegen wurde sie damit beauftragt, die Strecke zwischen zwei Straßenbahnhaltestellen auf dem Weg zur Arbeit zu Fuß zu gehen und so langsam ihre Fitness zu steigern. Heute erledigt Frau E. alle ihre Wege zu Fuß. Dafür braucht sie etwa eine halbe Stunde täglich länger, doch bleibt bei dieser Rechnung die Wartezeit auf ein öffentliches Verkehrsmittel oder die Zeit zur Parkplatzsuche außer Acht.

Schrittweise hat sie auch ihre Gymnastikeinheiten gesteigert, die sie teils zu Hause, teils in einem kleinen Fitnesszentrum regelmäßig macht.

Die Ernährung wurde langsam umgestellt: Sie isst viel Obst, Gemüse, Joghurt, Topfen, Fisch und Vollkornprodukte. Früher hat sie kaum getrunken, heute trinkt sie zwei bis drei Liter Wasser täglich.

Thai-Chi-Übungen haben Frau E. geholfen, Stress abzubauen.

Langsam aber sicher hat Frau E. ihren Lebensstil auf den Kopf gestellt. Sie hat ihr Körpergewicht fast halbiert und das Normalgewicht erreicht. Sie ist heute sehr agil, lebenslustig, ihr Bewegungsapparat bereitet ihr keine Beschwerden mehr. All ihre Stoffwechselparameter sind ohne Medikamente (Ausnahme: Schilddrüsenhormon) im Normbereich – und das nur mit einer gezielten Lebensstilumstellung. Ihr berechnetes Risiko für einen Herzinfarkt ist derzeit gering (weniger als 2,5 %).

Ihr weiteres Ziel ist es, durch ausgewogene Ernährung und tägliche Bewegung das Erreichte zu halten.

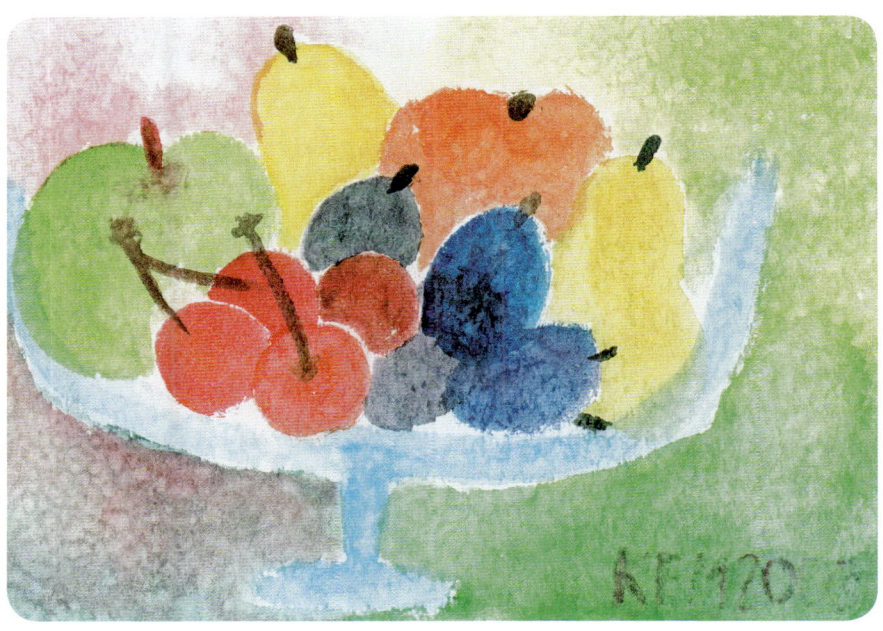

Frau E. (55) Lebensstil-Programm seit ca 2,5 Jahren		
	Start	Derzeit
Gewicht	116 kg	63 kg
BMI	44	23,5
Blutdruck	bis 160 systolisch	110-130 systolisch
Diabetes	HbA1c 6,4%	Blutzucker normal HbA1c 5,6%
Triglyzeride	300	100
Cholesterin	250	212
HDL (gut)	40	94
LDL (schlecht)	200	98
Leberwerte	Fettleber	normal
Frau E. hat ihr Ziel erreicht, ihre Aufgabe ist es, durch tägliche Bewegung und gesunde Ernährung ihr Gewicht zu halten.		

Die Erfolgsgeschichte von Frau E. ist ein Musterbeispiel dafür, wie man auch mit fortgeschrittener Fettleibigkeit und Metabolischem Syndrom durch Geduld und konsequente Arbeit alles positiv verändern kann.

Sie müssen aber nicht unbedingt warten, bis es so weit kommt – am besten ist immer die Vorbeugung, denn je früher Sie beginnen, desto schneller kommen Sie ans Ziel.

Bei Herrn H. (66) wurde vor eineinhalb Jahren ein Diabetes mellitus Typ 2 diagnostiziert. Seit Jahren war er massiv fettleibig, trotz seiner Körpergröße (184 cm) und seines starken Körperbaus haben ihm 143 kg auf der Waage große Schwierigkeiten bereitet. So waren Atemnot bei Belastung, Knieschmerzen wegen seiner kaputten Kniescheiben sowie chronische Müdigkeit an der Tagesordnung. Gegen den hohen Blutdruck und zahlreiche Atemaussetzer in der Nacht musste er einige Medikamente einnehmen und während er schlief wurde über ein spezielles Gerät Sauerstoff zugeführt. Die Diagnose Diabetes mellitus Typ 2 war für ihn der endgültige Anlass, gewisse Änderungen in seinem Lebensstil durchzuführen.

Herr H. ist erfolgreicher Unternehmer, er ist glücklich verheiratet und Vater zweier erwachsener Kinder. Seine Frau ist auch berufstätig. Gemeinsam haben sie einen sehr großen Freundes- und Bekanntenkreis. Daher wird oft am Abend in

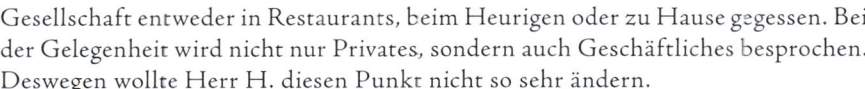

Gesellschaft entweder in Restaurants, beim Heurigen oder zu Hause gegessen. Bei der Gelegenheit wird nicht nur Privates, sondern auch Geschäftliches besprochen. Deswegen wollte Herr H. diesen Punkt nicht so sehr ändern.

Gemeinsam mit seiner Ärztin hat er einen alternativen Plan zur gesünderen Lebensgestaltung ausgearbeitet und vor etwa vor 18 Monaten mit seiner Umsetzung begonnen:

Sein Tag startet mit einem (derzeit) 30- bis 45-minütigen Training auf dem Zimmerfahrrad. Am Vormittag konsumiert er Obst im Büro, am Nachmittags gönnt er sich eine kleine Jause mit ein bis zwei Scheiben Vollkornbrot, zwei fettarmen Naturjoghurts und fünf bis zehn Stück Nüssen. Zwischendurch genießt er einen starken Kaffee mit etwas Milch und ein Stück Schokolade mit 80 %igem Kakao. Früher hat er den ganzen Tag über immer wieder genascht, getrunken hat er hingegen kaum. Jetzt trinkt er bis zu drei Liter Wasser täglich, sein Gusto auf Süßes ist durch den Obstkonsum komplett verschwunden.

Das Abendessen nimmt er weiterhin im Kreise der Familie, mit Freunden oder Geschäftspartnern ein. Dabei isst er öfters Fisch oder Steak, als Beilage dazu immer gedünstetes Gemüse und eine doppelte Portion Salat. Den Alkoholkonsum hat er drastisch eingeschränkt.

Langsam und gemütlich marschiert Herr H. seinem endgültigen Ziel entgegen: Er möchte 36 kg Fett abbauen und dabei Wassergehalt und Muskelmasse zumindest erhalten. Dafür wird er drei bis vier Jahre benötigen.

18 Monate nach Beginn des Lebensstiländerung-Programms hat Herr H. ohne Einbuße seiner Lebensqualität alle seine Etappenziele erreicht und kann folgende Bilanz ziehen:

- 15 kg Fett sind schon verschwunden, der Umfang seines Hosenbundes ist um zehn Zentimeter kleiner geworden. Der Anteil an Muskelmasse ist gleich geblieben. Den Anteil des Wassergehalts konnte er sogar verbessern.
- Für seinen Blutdruck braucht er deutlich weniger Medikamente, Diabetesparameter (Blutzucker und HbA1c) sind mit dem Medikament Glucophage (Wirkstoff Metformin) im grünen Bereich.
- Auf seinen Sauerstoffapparat kann er in der Nacht noch nicht verzichten. Damit das gelingt, müssen noch einige Kilos purzeln. Die Knieschmerzen sind deutlich geringer geworden, insgesamt fühlt sich Herr H. viel frischer und energievoller.

Um seinen Erfolg weiter zu verbessern, hat er ein Fitnesszentrum aufgesucht und seit einigen Monaten übt er dort zweimal wöchentlich Krafttraining aus.

Bleibt Herr H. beharrlich auf seinem Weg, dann hat er gute Chancen seinen „70sten" als Normalgewichtiger zu feiern.

Erläuterungen zu den Abbildungen unten:

Hier ist das Kärtchen „Körperzusammensetzung" (BIA-Methode) von Herrn H. abgebildet. Seine „Körperkilos" sind mit selbstklebenden bunten Ringen symbolisch dargestellt: 1 Ring steht für 1 Kilogramm Körpermasse.

Die 25 gelben Ringe mit den grünen „Augen" stellen jene 25 kg Fettmasse dar, die Herr H. haben darf (und soll – Fett ist für das Speichern von lebenswichtigen Vitaminen, Fettsäuren und Energie notwendig und darf deshalb nicht unter die empfohlene Grenze reduziert werden).

Der Rest von 36 kg Fettmasse ist mit 36 gelb-schwarz gekennzeichneten Ringen dargestellt. Bei jeder Kontrollmessung darf er so viele gelb-schwarze Ringe entfernen, wie er an Kilo Fett abgebaut hat. So kann er sich auch symbolisch von überschüssigem Fettgewebe trennen. In den letzten eineinhalb Jahren hat er schon 15 kg Fett abgebaut und hat somit sein Ziel für diese Zeitspanne erfüllt.

Die 20 roten Ringe stehen für 20 Kilogramm Muskelmasse. Die blauen Ringe mit den weißen „Augen" – 62 Stück – symbolisieren den Wassergehalt seines Körpers. Die vier blauen Ringe mit den blauen „Augen" stehen für vier Liter dazu gewonnenes Wasser seit Start der Umstellung.

Die Entwicklung illustriert sehr schön Herrn H.s Bemühungen: Hätte er nur mit einer kurzen Crash-Diät ohne Bewegung versucht abzunehmen, hätte er kaum Fett abgebaut, sein Verlust an Körpergewicht würde ausschließlich aus Muskel- und Wasseranteilen stammen.

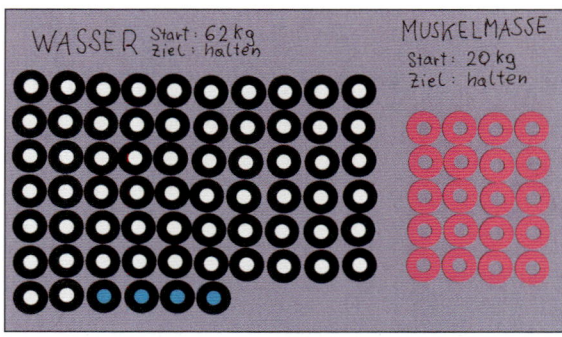

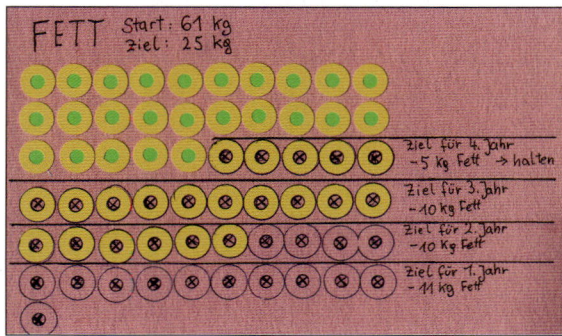

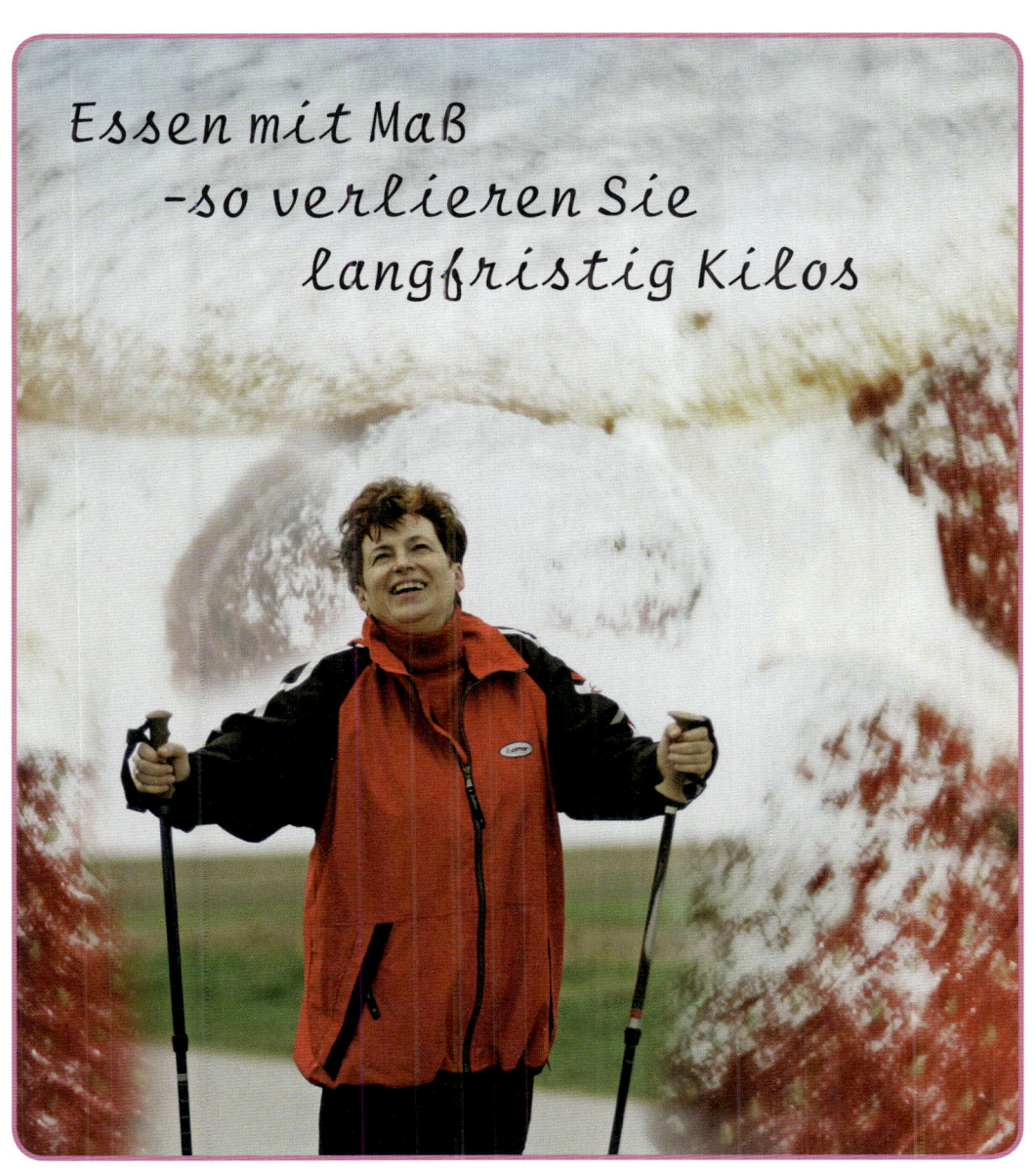

Essen mit Maß
  -so verlieren Sie
       langfristig Kilos

45

Essen mit Maß –
so verlieren Sie langfristig Kilos

Auf Grund der bekannten Fakten sind sich Experten einig: Eine dauerhafte Reduzierung des Gewichts basiert auf drei Säulen:

- *Ernährungsumstellung,*

- *mehr Bewegung,*

- *Änderungen in den alltäglichen Abläufen (Stress, Rauchen usw.).*

Für Personen mit krankhaftem Übergewicht stehen darüber hinaus Medikamente, „Formula-Diäten" (eiweißreicher Mahlzeitersatz) und, als letzte Konsequenz, chirurgische Eingriffe zur Verfügung. Allerdings wird Sie Ihr Arzt vorerst dabei unterstützen, die lästigen Kilos durch eine Änderung der Lebensgewohnheiten (mehr Bewegung und Ernährungsumstellung) los zu werden.

Setzen Sie sich realistische Ziele!

Für Ihre Motivation und Ihr Durchhaltevermögen beim Abnehmen ist es sehr wichtig, sich folgende Fragen zu stellen:

- *Warum möchte ich eigentlich abnehmen?*

- *Wie viele Kilos sollen verschwinden?*

- *Welcher Zeitpunkt ist günstig, um mit einer Umstellung zu beginnen?*

- *Welche Hilfestellungen (z.B. Ärzte, Bücher, Fitnesszentrum) kann ich mir organisieren?*

- *Wie kann bzw. werde ich mit Rückschlägen umgehen?*

- *Mit welchen Kleinigkeiten werde ich mich für Erfolge belohnen (Blumen, ein guter Film, ein Theaterbesuch, Besuch eines Fußballmatches etc.)?*

Dabei sollten Sie Ihre Ziele nicht zu hoch stecken: Um ein Kilogramm Körperfett zu verlieren, müssen Sie 7000 kcal einsparen! Trotzdem, eine langsame Gewichtsreduktion von zum Beispiel 0,5 kg pro Woche macht in Summe 25 kg in Jahr!

Arbeiten Sie hartnäckig und konsequent an Ihrem Ziel – es lohnt sich!

Am Beginn einer Lebensstilumstellung – dazu gehören auf alle Fälle die Reduzierung des Fett- und Zuckeranteils im Essen, das gezielt Weniger-Essen und die regelmäßige Bewegung – kann es durchaus sein, dass Sie mehr abnehmen. Das liegt daran, dass u.a. vermehrt überschüssiges Wasser ausgeschieden wird.

Noch ein Tipp: Suchen Sie sich jene kalorienarmen Lebensmittel aus, die Sie gerne essen. Und beginnen Sie dort mit der Änderung Ihrer Gewohnheiten, wo es leicht geht: Ein Kornspitz statt dem Frühstückssemmerl oder ein fettarmes Joghurt mit ein paar Nüssen statt einer Tafel Schokolade.

Auch bei der Bewegung hat es keinen Sinn, mit Laufen zu beginnen, wenn Sie es im Grunde hassen. Statt „muskelschonend" im bequemen Lehnsessel vor dem Fernseher zu sitzen, lässt sich nebenbei auf dem Heimtrainer Rad fahren. Es gibt in jedem Bereich eine Menge Alternativen, die für Sie passen und mit deren Hilfe Sie auch Ihr Ziel erreichen.

Übrigens: Extrem kalorienreduzierte Diäten sollten – wenn überhaupt – nur unter Anleitung eines Arztes durchgeführt werden, wie es z.B. bei stationären Aufenthalten oder bei Kuren der Fall sein kann.

Führen Sie Protokoll

Wer abnehmen möchte, sollte sich die Mühe machen, eine Woche über seine Ernährungsgewohnheiten genau Buch zu führen. Damit bekommen Sie ein Gefühl, welche Nahrungsmittel Sie bevorzugt essen.

Auch wenn Sie z.B. Mahlzeiten zwecks ersparter Kalorien ausgelassen haben und trotzdem zunehmen, beginnen Sie dieses Ernährungstagebuch zu führen. Darin sollten wirklich alle Nahrungsmittel (Zuckerln zwischendurch, Kostproben beim Kochen usw.) aufgeschrieben werden. Möglicherweise sind Sie erstaunt, wie viel Üppiges Sie „zwischendurch" gegessen und getrunken haben.

Die Wiederholung der Aufzeichnungen sollte alle vier bis sechs Wochen stattfinden, um das Fortschreiten einer Umstellung beurteilen zu können. Als Ergänzung macht es Sinn, ein Bewegungs-Tagesprotokoll mit Angaben über Art, Dauer und Tageszeit der sportlichen Betätigung zu führen.

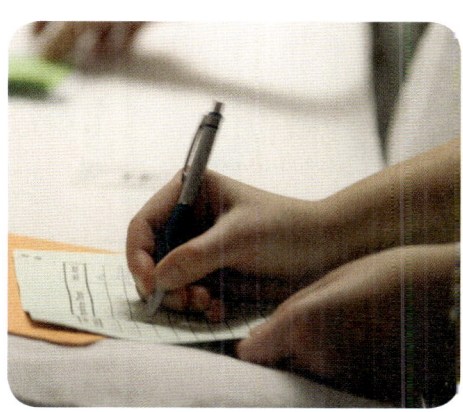

Eine typische Tagesprotokollanalyse einer fettleibigen Person weist meist einen zu hohen Fettkonsum, zu niedrigen Kohlenhydratverzehr und zu wenig Bewegung auf!

Unter dem Motto „Jeder Schritt zählt" kann diese Art der Dokumentation für die Motivation sehr wichtig werden.

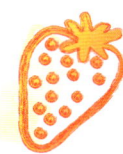
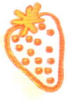

Kalorien-Tabelle

Die Aufzeichnungen können mittels einer Kalorien-Tabelle ausgewertet werden. Ein Klassiker der Nährwerttabellen ist „Die große GU Nährwert-Kalorien-Tabelle" (Autoren: Aign, Elmadfa, Fritzsche, Muskat). Die Neuausgabe 2006/ 2007 ist mit einer CD-Rom ausgestattet: einfach und schnell können Einsteiger wie auch Profis auf die Nährwerte vieler Lebensmittel zugreifen. Das Besondere: Mengenangaben können angepasst und einzelne Lebensmittel miteinander kombiniert werden. So lassen sich Rezepte für eine oder mehrere Personen berechnen. Der Tagesverzehr an Kalorien wird veranschaulicht und die Umsetzung einer gesunden Ernährungsweise erleichtert. Jene Personen, die keinen Computer haben oder einfach keine genauen Rechnungen durchführen wollen, können die Auswertungen ihrer Aufzeichnungen mit Hilfe des folgenden Ernährungstestes überprüfen.

Kleiner Ernährungstest

Oft liegt's im Detail: Viele essen aus Gusto, Frust oder Heißhunger und nicht, weil sie wirklich Hunger haben. Schon mit kleinen Änderungen in den Essgewohnheiten könnte man viel erreichen. Der folgende Test gibt Aufschluss über Ihre Verhaltensmuster:

Vollkornprodukte (Vollkornmüsli, Naturreis, Vollkornbrot, Vollkornteigwaren, usw.) esse ich:

täglich	☐ A
2 bis 3 x pro Woche	☐ B
1 x pro Woche	☐ C
selten	☐ D

Kartoffeln bevorzuge ich als:

Pellkartoffeln	☐ A
Püreekartoffeln	☐ B
gebraten	☐ D
Pommes frites	☐ D

Gemüse als Beilage esse ich:

täglich	☐ A
2 bis 3 x pro Woche	☐ B
1 x pro Woche	☐ C
selten	☐ D

Gemüse als Salat esse ich:

täglich	☐ A
2 bis 3 x pro Woche	☐ B
1 x pro Woche	☐ C
selten	☐ D

Zwei bis drei Stück
Obst (circa 300 bis 400 g) esse ich:

täglich	☐ A
in 2 bis 3 Tagen	☐ B
in 1 Woche	☐ C
in mehr als 7 Tagen	☐ D

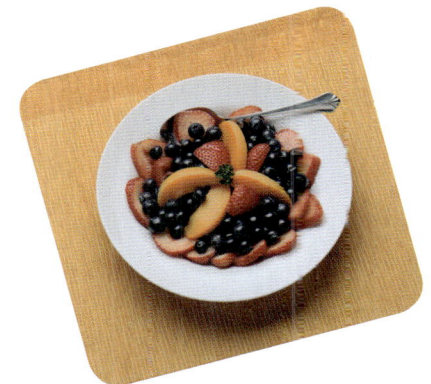

Obst bevorzuge ich als:

frisch, heimisch	☐ A
tiefgefroren	☐ B
Kompott aus Dose	☐ D
Marmelade/Konfitüre	☐ D

0,5 l fettarme Milch oder fettarme (bis 2 %) Milchprodukte
(z.B. Joghurt, Kefir, Molke, Sauermilch usw.) trinke ich:

täglich	☐ A
in 2 bis 3 Tagen	☐ B
in 1 Woche	☐ C
in mehr als 7 Tagen	☐ D

Etwa 150 g fettarmen Topfen (Quark) esse ich:

täglich	☐ A
in 2 bis 3 Tagen	☐ B
in 1 Woche	☐ C
in mehr als 7 Tagen	☐ D

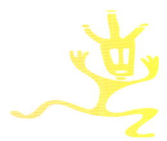

Käse mit mehr als 15 % Fett absolut (circa 30 % F.i.T.) esse ich:

selten	☐ A
1 x pro Woche	☐ B
2 bis 3 x pro Woche	☐ C
täglich	☐ D

Fleisch esse ich:

2 bis 3 x pro Woche	☐ A
1 x pro Woche	☐ B
selten	☐ C
täglich	☐ D

Fleischprodukte (z.B. Wurst, Pastete, Salami, Speck, Grammeln usw.) esse ich:

selten	☐ A
1 x pro Woche	☐ B
2 bis 3 x pro Woche	☐ C
täglich	☐ D

Fisch esse ich:

3 bis 5 x pro Woche	☐ A
1 bis 2 x pro Woche	☐ B
1 x im Monat	☐ C
selten	☐ D

Nüsse (Walnüsse, Haselnüsse, Mandeln, Pistazien usw.) esse ich:

5 bis 10 Stk., täglich	☐ A
5 bis 10 Stk., 2 bis 3 x pro Woche	☐ B
oft die ganze Packung	☐ C
selten	☐ D

Hülsenfrüchte esse ich:

2 bis 3 x pro Woche	☐ A
1 x pro Woche	☐ B
1 x im Monat	☐ C
selten	☐ D

Zwei bis drei Eier esse ich:

in 1 Woche	☐ A
in 2 Wochen	☐ B
in 2 bis 3 Tagen	☐ C
in 1 Monat	☐ D

Als Streichfett bevorzuge ich:

Mageren Topfen	☐ A
Olivenaufstrich	☐ B
Avocadoaufstrich	☐ B
Butter	☐ D

Zur Essensvorbereitung verwende ich täglich:

Olivenöl	☐ A
Rapsöl	☐ A
Bratfett	☐ D
Butter	☐ D

Süßigkeiten (Torten, Eis, Milchschokolade, Pralinen, Mehlspeisen usw.) esse ich:

selten	☐ A
1 x im Monat	☐ B
1 x pro Woche	☐ C
täglich	☐ D

Als „Durstlöscher" verwende ich am liebsten:

Mineral-/Leitungs-Wasser	☐ A
Ungezuckerten Tee	☐ B
Obst-/Gemüsesäfte	☐ C
Limonaden	☐ D

Wie viel Mineral- und/oder Leitungswasser und/oder ungezuckerten Tee trinken Sie täglich?

2 bis 3 Liter	☐ A
1 bis 2 Liter	☐ B
0,5 bis 1 Liter	☐ C
bis 0,5 Liter	☐ D

Wie oft trinken Sie „1 Portion Alkohol" ? (1 Portion Alkohol = 25 g Alkohol =0,7 l Bier = 0,25 l Wein = 45 ml Schnaps)

1 x täglich	☐ A
1 x pro Woche	☐ B
selten	☐ C
mehr als 1 x tgl.	☐ D

Ich salze zusätzlich mein Essen:

selten	☐ A
oft nach dem Kosten	☐ C
automatisch, fast immer	☐ D

Wie oft sind Ihre warmen Mahlzeiten im eigenen Haushalt zubereitet?

fast immer	☐ A
2 bis 3 Tage in der Woche	☐ B
am Wochenende	☐ C
selten, fast nie	☐ D

Ich verzehre Fastfood-Mahlzeiten:

selten	☐ A
1 x im Monat	☐ B
1 x pro Woche	☐ C
fast täglich	☐ D

Auflösung:

Wie viele Antworten A, B, C oder D haben Sie? Setzen Sie die entsprechenden Zahlen in die Kästchen!

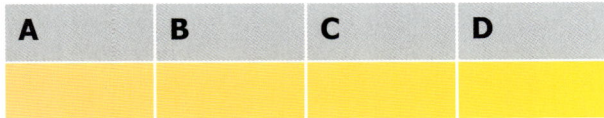

A	B	C	D

Antworten A überwiegen: Ihre Ernährungsgewohnheiten entsprechen in etwa den modernen Richtlinien für gesunde Ernährung.

Antworten B überwiegen: Die Tendenz ist richtig, jedoch gibt es noch einiges zu verbessern.

Antworten C überwiegen: Ihre Ernährungsgewohnheiten stehen leider nicht im Einklang mit gesunden Ernährungsgrundsätzen und könnten Ihre Gesundheit gefährden. Lassen Sie sich von Ihrem Arzt beraten!

Antworten D überwiegen: Ihr Ernährungsstil ist eindeutig gesundheitsschädlich! Suchen Sie unbedingt Ihren Arzt auf!

Rat für alle Antwortkategorien (A, B, C und D): Versuchen Sie Schritt für Schritt Ihre Ernährungsgewohnheiten so lange anzupassen, bis Sie fast alle Fragen mit A beantworten können!

Essen mit Spaß

Unser Körper ist eine ständige Baustelle. Es wird repariert, auf- und umgebaut – und wir liefern die Bausubstanz dazu. Ob unser Organismus ein zerbrechliches, funktionsuntüchtiges oder ein mächtiges, widerstandsfähiges Bauwerk wird, hängt großteils von unseren Ernährungs- und anderen Lebensstilgewohnheiten ab.

Neben dem körperlichen Wohlbefinden fördert Essen auch das seelische Gleichgewicht und mobilisiert innere Kräfte:

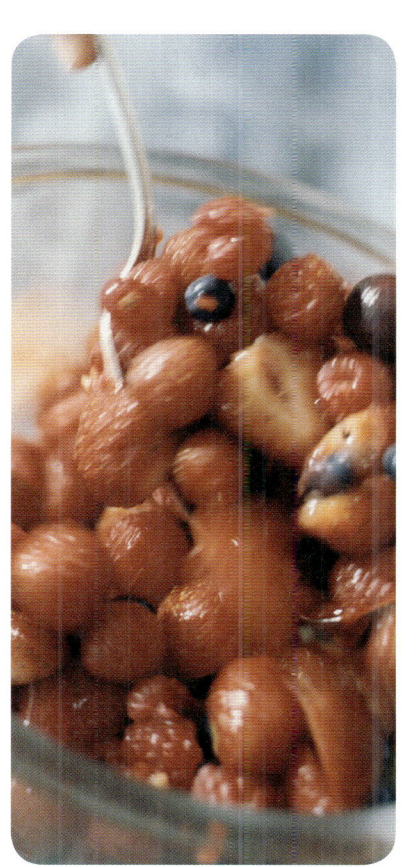

- *Essen soll Freude und Genuss bereiten, zelebrieren Sie Ihre Mahlzeiten. Verwöhnen Sie sich, decken Sie sich hübsch den Tisch. Nehmen Sie sich Zeit, essen Sie bewusst und genießen Sie jeden Bissen. Wer beim Essen fernsieht oder die Zeitung liest, bekommt nicht mit, dass er eigentlich schon satt ist und isst viel mehr.*

- *Essen im Kreis der Familie oder mit Freunden ist sehr wichtig. Wenn Sie abnehmen wollen, dann greifen Sie am besten zu kalorienarmen Speisen und essen Sie bewusst weniger. Benutzen Sie kleinere Teller.*

- *Essen Sie nur, wenn Sie wirklich Hunger haben, nicht aus Langeweile oder Frust. Trinken Sie vor jeder Mahlzeit ein großes Glas Wasser. Sie dämpfen damit Ihr Hungergefühl und nehmen auch viel Flüssigkeit zu sich.*

Kurzes Ernährungs-ABC

Unsere Nahrung besteht aus Makro- und Mikronährstoffen.

Energiespender sind Makronährstoffe:

Kohlenhydrate: Sie sind die wichtigsten Brennmaterialien des Körpers. 1 Gramm Glukose schenkt uns 4 Kcal. Die Speicherkapazität für Kohlenhydrate ist sehr klein, wir können nur etwa 400 g Kohlenhydrate in Form von Glykogen in Leber und Muskeln speichern.

Fett: Es ist wertvolles Baumaterial, aber auch gleichzeitig ein sehr ausgiebiger Brennstoff. 1 Gramm Fett spendet rund 9 Kcal. Der Fettspeicher hat fast uneingeschränkte Kapazität und kann bei Bedarf 100 kg übertreffen!

Eiweiß: Der Organismus braucht Eiweiß vorwiegend als Baumaterial. Wird es als Brennmaterial genutzt, gibt es 4,0 Kcal pro Gramm ab.

Alkohol: Er nimmt als hoch kalorisches Nahrungsmittel eine Sonderstellung ein. Aus 1g Alkohol werden 7 Kcal produziert.

Der Energiegehalt wird in Kcal (Kilokalorien) gemessen: 1 Kilokalorie hat 1000 Kalorien. 1 Kalorie ist, definitionsgemäß, die Energiemenge, die notwendig ist, um 1g Wasser von 14,5° C auf 15,5° C zu erwärmen.

Zu den Mikronährstoffen zählen Vitamine, Mineralstoffe, Spuren- und Mengenelemente, sekundäre Pflanzenstoffe und Wasser. Mikronährstoffe sind lebensnotwendige Substanzen, die keine Energie spenden, aber als Bausteine und Helfer für die chemischen Reaktionen im Körper eine wichtige Rolle spielen.

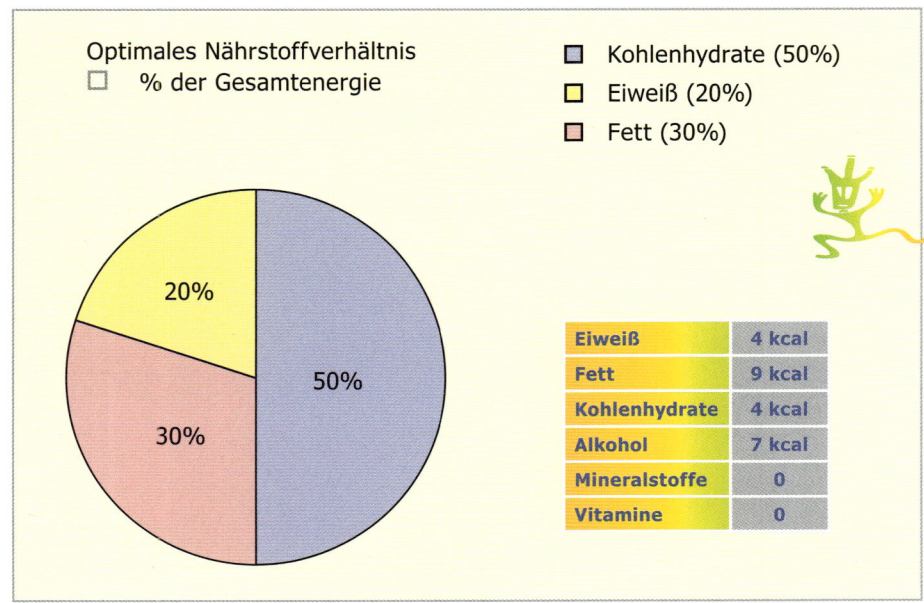

Optimales Nährstoffverhältnis
☐ % der Gesamtenergie

☐ Kohlenhydrate (50%)
☐ Eiweiß (20%)
☐ Fett (30%)

Eiweiß	4 kcal
Fett	9 kcal
Kohlenhydrate	4 kcal
Alkohol	7 kcal
Mineralstoffe	0
Vitamine	0

Die Kohlenhydrate

Die wichtigste Aufgabe der Kohlenhydrate ist die Energieabgabe. Sie stellen Blutzucker für die Muskelarbeit, für Stoffwechselvorgänge und die Wärmeregulation bereit. Falls sie in Form von Stärke oder Ballaststoffen aufgenommen werden, sind sie maßgeblich an der Sättigung beteiligt. Außerdem sind Kohlenhydrate auch für die Bildung der Erbsubstanz und des Bindegewebes wichtig.

Bei diesem Makronährstoff unterscheidet man zwischen:

- **Einfachzucker** wie z.B. Traubenzucker (Glukose) oder Fruchtzucker (Fruktose).

- **Zweifachzucker** wie z.B. Haushaltszucker (Saccharose) oder auch Malzzucker (Maltose).

- **Komplexe Kohlenhydrate** wie beispielsweise Stärke und Glykogen.

Die Kohlenhydrate kommen meist in pflanzlichen Nahrungsmitteln vor: Große Kohlenhydratlieferanten sind Getreide und Getreideprodukte wie Brot, Müsli, Teigwaren, Reis, Mais, Couscous, Bulgur, weiters Kartoffeln, Maroni, Obst, Honig, Bier, Haushaltszucker und Süßigkeiten. Weniger davon findet man in Gemüse, Hülsenfrüchten und Nüssen. Auch tierische Nahrungsmittel wie Fleisch, Fleischprodukte, Eier, Milch und Milchprodukte liefern eine kleine Menge an Kohlenhydraten.

Treiben Kohlenhydrate den Blutzucker schnell in die Höhe?

Ja – falls wir Einfach- und Zweifachzucker wie Honig, Haushaltszucker, Schokoladen, Kuchen, Eis, Pralinen und andere Süßigkeiten, Marmeladen, Limonaden, Bier, Obstprodukte (z.B. Kompotte, Fruchtsäfte) bevorzugen. Beim Verzehr von solchen Nahrungsmitteln gelangt eine große Menge an Glukose rasch in die Blutbahn, der Blutzuckerspiegel steigt schnell an.

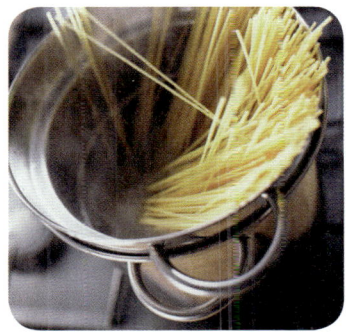

Was passiert? Die Bauchspeicheldrüse reagiert auf den erhöhten Zuckerspiegel im Blut und schüttet viel Insulin aus. Dadurch wird der Blutzucker sehr schnell abgebaut, neuerliches Hungergefühl tritt auf.

Der Glykämische Index (GI)

Ob der Blutzuckerspiegel nach dem Essen schnell oder langsam ansteigt, hängt vom jeweiligen Lebensmittel ab. Der so genannte Glykämische Index (GI) eines Nahrungsmittels informiert, ob es den Blutzuckerspiegel und damit die Insulinproduktion heftig in die Höhe treibt oder den Stoffwechsel langsamer ablaufen lässt.

Weiße Teigwaren, Weißbrot, Haushaltszucker, Süßigkeiten, Frittiertes und Gebackenes, also Nahrungsmittel aus raffiniertem Mehl mit viel Zucker führen im Körper zu einem schnellen und stark ausgeprägten Anstieg des Blutzuckers. Der Glykämische Index für diese Lebensmittel ist hoch.

Auch die Zubereitung beeinflusst den Glykämischen Index: Je länger beispielsweise Teigwaren wie Spaghetti gekocht werden, desto höher wird der GI. Auch Reis, der al dente gekocht wird, hat niedrigere GI-Werte als zerkochter Reis. Rohes Gemüse weist einen niedrigeren GI auf als gekochtes.

Ein Glykämischer Index bis 45 gilt als niedrig, zwischen 45 und 70 als mittelgradig und mehr als 70 gilt als hoch.

UNGÜNSTIG	Datteln, Müsli gezuckert, Cornflakes, Polenta, Fastfood-Brot, Brezeln, Pommes Frites, Bratkartoffeln, Kartoffel-Chips, Gnocchi, Hirsenbrei, Limonaden.
WENIGER GÜNSTIG	Feigen getrocknet, Banane reif, Papaya, Ananas, Honigmelone, Weintrauben rot, Marille, rote Rüben, Käsetortellini, Glasnudeln, Weißgries, Bulgur, Reis, Jungkartoffeln gekocht, Kartoffelpüree, Baguette.
GÜNSTIG	Apfel, Apfel getrocknet, Erdbeeren, Kirschen, Kiwi, Mango, Birne, Pfirsich, Marille getrocknet, Orange, Banane grünlich, Zwetschken, Grapefruit u. -saft frisch gepresst nicht gezuckert, Weintrauben weiß, Schrotbrot, Pumpernickel, Körnerbrot, Vollkornnudeln, Chashew-Nüsse, Erdnüsse, Weizenkleie mit Milch, Karotten roh oder gekocht, Sojabohnen, Bohnen rot und grün, Erbsen, Linsen, Tomaten, Zucchini, Melanzani, Pilze, Kohl, Kraut, Spinat, Mangold, Paprika, Zwiebel, Gemüsesäfte frisch, Bitterschokolade > 70 % Kakao, Joghurt natur, Milch mager.

Einige Nahrungsmittel nach GI und GL geordnet: aus dem grünen Bereich größere Portionen und öfters, aus dem roten Bereich kleinere Portionen und selten essen!

Die Glykämische Last (GL)

Während die Idee des Glykämischen Index über 100 Jahre alt ist, ist die Glykämische Last erst seit etwa 10 Jahren im Gebrauch. Die Glykämische Last berücksüchtigt sowohl den Glykämischen Index als auch die Kohlenhydratmenge, die in einer Portion verzehrt wird: Je höher die beiden Merkmale sind, desto größer ist die Last.

Eine Glykämische Last unter 10 ist niedrig, zwischen 11 und 19 ist sie mittelhoch und ab 20 gilt sie als hoch. Die Insulinausschüttung ist durch die Glykämische Last bestimmt, je größer die Glykämische Last, desto schneller wird Insulin gebraucht und desto größer ist die Menge des verwendeten Insulins. Die Glykämische Last aller am Tag konsumierten Nahrungsmittel kann summiert werden: Unter 80 pro Tag ist niedrig und mehr als 120 pro Tag ist hoch.

Machen die Kohlenhydrate dick?

Ja und nein!

Verzehrt man bevorzugt Nahrungsmittel mit einem hohen Glykämischen Index und vor allem mit einer hohen Glykämischen Last, wird man dick! Dabei ist die Menge des benötigten Insulins entscheidend: Besteht die Mahlzeit aus vielen einfachen Kohlenhydraten (die Glykämische Last ist hoch), so schießt Glukose schnell in die Blutbahn (der Glykämische Index ist hoch). Die Bauchspeicheldrüse muss große Mengen Insulin zur Verfügung stellen. Viel Insulin im Blut fördert den Einbau von Fett in die Fettzellen, bestehende Fettpölsterchen werden nicht abgebaut.

Der Zusammenhang zwischen Glykämischem Index bzw. Glykämischer Last und ernährungsabhängigen Erkrankungen ist heute Gegenstand zahlreicher Untersuchungen. Große Studien belegen:

- *Mahlzeiten mit einem hohen Glykämischen Index und einer hohen Glykämischen Last begünstigen die Entstehung von Diabetes mellitus Typ 2 sowohl bei Männern als auch bei Frauen.*

- *Sie fördern auch die Entwicklung von Angina pectoris und Herzinfarkt.*

- *Eine große epidemiologische Studie an etwa 70.000 Krankenschwestern ("Nurses'Health Study") hat gezeigt: Ab einer täglichen Glykämischen Last von etwa 113 steigt das Gesundheitsrisiko kontinuierlich an. Dies gilt vor allem für Übergewichtige und Personen, die sich wenig bewegen.*

Glykämischer Index und Glykämische Last: möglichst niedrig

Gesünder ist es daher, komplexe Kohlenhydrate aus Vollkornprodukten, Kartoffeln, Reis, Nudeln, Gemüse und Obst zu essen, da nach diesen Lebensmitteln der Blutzuckerspiegel nur langsam ansteigt und über längere Zeit hinweg konstant bleibt. Insulin gelangt nur gemäßigt in die Blutbahn. Dem Gehirn wird gleichmäßig Energie zugeführt, das Sättigungsgefühl hält länger an.

Vollkornnudeln, Vollkornbrot, Vollkornmüsli usw. sind auch wegen des hohen Ballaststoff-, Vitamin- und Mikronährstoffgehaltes für unseren Organismus bei weitem günstiger.

Diäten mit niedrigem Glykämischen Index führen zur Erhöhung des „guten" HDL-Cholesterins. Bei Typ-2-Diabetikern senkt sich dadurch das „schlechte" LDL-Cholesterin.

Mehrere Untersuchungen kamen zu dem Ergebnis, dass eine kalorienreduzierte Diät, die vorwiegend aus Lebensmitteln mit niedrigem Glykämischen Index besteht, zu größeren Gewichtsverlusten führt.

Lebensmittel mit niedrigem GI und GL sind allgemein empfehlenswert, besonders für übergewichtige Menschen und Diabetiker, da sie den Insulinbedarf in Grenzen halten und die Gewichtsabnahme verbessern.

Wie wichtig sind Ballaststoffe?

Sehr wichtig, weil sie unserer Verdauung und unserem Stoffwechsel auf vielfältige Art und Weise Gutes tun. Die Verdauungsenzyme können sie nur zu einem geringen Teil aufschlüsseln, daher sind sie ein idealer Sattmacher, liefern aber kaum Energie.

Die ballaststoffreichen Nahrungsmittel zeichnen sich mit einer niedrigen Glykämischen Last und niedrigem Glykämischen Index aus.

Im Darm sorgen Ballaststoffe durch ihre Fähigkeit, Wasser zu binden, für ein größeres Stuhlvolumen und regulieren die Darmtätigkeit. Ballaststoffe – vor allem aus Getreide- und Kleieprodukten – sorgen für einen raschen Abtransport des Darminhalts und schützen vor Verstopfung. Weiters verlangsamen sie die Kohlenhydratverdauung und verhindern so stärkere Schwankungen des Blutzuckerspiegels.

Indem sie cholesterinhaltige Gallensäure binden und aus dem Körper schleusen, können sie auch zu einer Senkung des Cholesterinspiegels beitragen. Die „Cholesterinsenker" unter den Ballaststoffen sind z.B. das Pektin in Äpfeln und Beeren oder auch Haferkleie. Ballaststoffreiche Lebensmittel sind Vollkornprodukte, Gemüse (besonders Kohl), Hülsenfrüchte, Kartoffeln, Karotten, Obst – insbesondere Äpfel und Beerenobst. Wir sollten täglich mindestens 30 g Ballaststoffe aufnehmen und viel trinken (zwei bis drei Liter täglich), damit die Ballaststoffe im Darm aufquellen können!

Statt	Lieber
Raffiniertes Weißmehl und Weißmehlprodukte, Semme knödel, Weißbrot, Semmeln, Baguette	Vollkornmehl, Vollkornbrot, Vollkornteigwaren, Vollkornspaghetti, al dente gekocht
Müsli gezuckert, Cornflakes	Vollkornmüsli ohne Zucker
Rundkornreis, weich gekocht	Naturreis, Widreis al dente gekocht
Kartoffeln gebraten, Chips, Püree, Pommes frites	Kartoffeln in Schale gekocht, Pellkartoffeln, Ofenkartoffeln
Polenta	Amaranth
Kompott, Konfitüre, Marmelade	frisches Obst, gelegentlich gefrorenes Obst
exotisches, importiertes Obst	heimisches Obst nach Saison
fertiges Salatdressing	Öl (sparsam) und Essig oder Zitronensaft
Milchschokolade	Schokolade mit mindestens 70 % Kakao
Wurst, Wurstwaren	Schinken, Prosciutto
1 Glas Bier	1/8 l Rotwein

Kohlenhydrate – praktische Tipps für die Umsetzung

Lebensmittel mit niedrigem GI und GL sind allgemein empfehlenswert, insbesondere für übergewichtige Menschen und Diabetiker, da sie den Insulinbedarf in Grenzen halten und die Gewichtsabnahme verbessern.

Gesünder ist es daher, komplexe Kohlenhydrate aus Vollkornprodukten, Kartoffeln, Reis, Nudeln, Gemüse oder Obst zu essen, da nach diesen Lebensmitteln der Blutzuckerspiegel nur langsam ansteigt und über längere Zeit hinweg konstant bleibt. Insulin gelangt nur gemäßigt in die Blutbahn. Das Gehirn bekommt ständig Energie-Nachschub, das Sättigungsgefühl hält länger an.

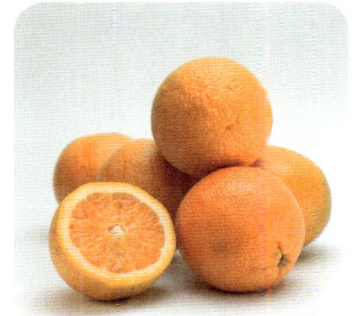

Vollkornnudeln, Vollkornbrot, Vollkornmüsli, usw. sind auch wegen des hohen Ballaststoff-, Vitamin- und Mikronährstoffgehaltes für unseren Organismus bei weitem günstiger.

Daher am besten täglich

- 2 Scheiben Vollkornbrot oder 2 bis 3 Esslöffel ungezuckertes Vollkornmüsli
  und
- 1 Portion Naturreis oder Vollkornnudeln (150 g al dente gekocht) oder
- 2 bis 3 Stück kleine Kartoffeln (200 g roh) – bevorzugt in der Schale gekocht
  und
- viel Gemüse (unbegrenzt, je mehr, desto besser – in Form von Salat und/oder mit möglichst wenig Fett schonend vorbereitet z.B. Wok)
  und
- 3 Stück frisches Obst (ca. 400 g), saisongerecht, heimisch, in Originalform konsumieren.
  (Bei vorhandenem Diabetes: Kleinere Portionen auf 2- bis 3-mal täglich verteilt bevorzugen; Bananen sollen leicht grünlich sein; bei Trauben, Marillen und Zwetschken allgemein kleinere Portionen; alle Beeren wie auch Weichsel glänzen mit einem niedrigen GI und GL und sind daher sehr empfehlenswert).

Die Fette

Wir führen mit der Nahrung Triglyzeride und Cholesterin zu. Dabei entfallen auf das Cholesterin nur ca. 2 % der verzehrten Fette, den Löwenanteil von ca. 98 % bilden die Triglyzeride.

Beide Fettarten sind lebenswichtige Substanzen für Körperstrukturen und Stoffe, wie Gehirn- und Nervenzellen, Zellmembranen, Geschlechtshormone, Gallensäure. Die fettlöslichen Vitamine können nur mit Hilfe von Fett aus dem Darm aufgenommen werden. Deswegen ist eine extrem fettarme Diät nicht empfehlenswert und sogar gesundheitsschädlich.

Die Fette sind auch ausgezeichnete Brennstoffe: Mit 9 Kcal pro 1 Gramm weisen sie mit Abstand den höchsten Energiegehalt von allen drei Makronährungsmitteln auf. Deswegen sollte ihr Anteil auf jeden Fall unter 30 % der Gesamtkalorienzufuhr liegen.

Fette: Dick- oder Fitmacher?

Die triglyzeridbildenden Fettsäuren sind von der chemischen Struktur her entweder gesättigt oder ungesättigt.

Die gesättigten Fettsäuren sind „Dickmacherfette" und fast ausschließlich von tierischer Herkunft: Fleisch, fette Wurst, Butter, Rahm, Schlagobers (Schlagsahne), Käse.

100 Gramm Fett aus Wurst oder Käse haben 2,25-mal mehr Kalorien als 100 g Kohlenhydrate aus Obst oder Vollkornbrot!

Ein hoher Konsum des gesättigten Fetts in Produkten wie Fertiggerichten, Croissants, Soßen, Dressing, Pommes usw. führt zur Gewichtszunahme, zur Entstehung von Gefäßverkalkung, zu Diabetes und in der Folge zum Metabolischen Syndrom mit all seinen fatalen Konsequenzen! Die ein- oder mehrfach ungesättigten Fettsäuren in Pflanzen und Fischen – „Fitmacherfette" – hingegen zeigen positive Effekte auf den Stoffwechsel. Diese Fettsäuren sind lebensnotwendig. Im Gehirn werden sie in die Zellwände eingefügt oder sind Bestandteile von Hormonen. Außerdem hemmen sie die Ausbreitung von Gefäßverkalkungen und gewährleisten damit die ausreichende Blutversorgung der lebenswichtigen Organe wie Hirn und Herz. Das Risiko für Schlaganfall und Herzinfarkt ist in Ländern mit hohem Fischkonsum geringer. Einfach ungesättigte Fette kommen in einem hohen % in Olivenöl, Mandelöl, Rapsöl, Haselnüssen, Mandeln, Avocados und Oliven vor.

Von den mehrfach ungesättigten Fettsäuren sind die Omega-6-Fette (z.B. Linolsäure) und Omega-3-Fette (z.B. Linolensäure) von besonderer Wichtigkeit: Beide sind so genannte „essentielle" Fettsäuren, das heißt, unser Körper kann sie selbst nicht herstellen, obwohl sie lebenswichtig sind – sie müssen durch die Nahrung zugeführt werden. Wichtig ist das Verhältnis zwischen die beiden Stoffen: Zu viel Omega-6-Fettsäuren erhöhen den Blutdruck, verdicken das Blut, verengen die Blutgefäße und wirken entzündungsfördernd. Hingegen machen die Omega-3-Fettsäuren das Blut dünnflüssiger, verhindern Herzrhythmusstörungen, wirken entzündungshemmend, halbieren die Schlaganfallhäufigkeit und senken das Herzinfarktrisiko. Das ideale Verhältnis zwischen Omega-3- und Omega-6- Fettsäuren wäre 1:1 (1 Teil Omega-3- auf 1 Teil Omega-6-Fettsäuren).

Die Omega-6-Fettsäuren sind sehr verbreitet, wir finden sie in allen Getreidearten und pflanzlichen Ölen wie Distelöl, Sonnenblumenöl, Maiskeimöl und Sojaöl. Diese Fettsäuren werden automatisch in ausreichenden Mengen konsumiert. In den Industrieländern (z.B. USA, Großbritannien, Deutschland) ist dieses Verhältnis mit 1 (Omega-3) : 20 (Omega-6) deutlich zu Gunsten der Omega-6-Fettsäuren verschoben. Daher wäre ein Verhältnis von 1 Teil Omega-3- auf 3 Teile Omega-6-Fettsäure ein erstrebenswerter Kompromiss.

Omega-3-Fettsäuren sind u.a. in Fisch und Meeresfrüchten vertreten. Besonders Meeresfische aus den kalten Gewässern wie Hering, Lachs, Thunfisch, Makrele, Bückling und Sardine enthalten viel von diesen Fettsäuren. Der Tagesbedarf beträgt 1000 mg. Aus nachstehender Tabelle ist abzulesen, das z.B. 1 Portion (150 g) Lachs fast den wöchentlichen Bedarf decken kann!

Ω-3-reiche Fische		Ω-3-arme Fische	
(mg in Portion von 150 g)		(mg in Portion von 150 g)	
Thunfisch	6312	Forelle	1124
Makrele	6083	Karpfen	861
Hering	6053	Scholle	839
Lachs	5355	Seelachs	727
Bismarckhering	5442	Kabeljau	422
Sardinen	4230	Seezunge	417
Aal	2786	Zander	324

Auch die pflanzlichen Quellen wie Leinsamen und Leinöl kommen selten auf den Tisch. Erfreulich ist, dass Rapsöl als wichtiger Omega-3-Fettspender immer öfter auf dem Speiseplan zu finden ist.

Weitere wertvolle Naturprodukte sind Nüsse mit einem hohen Gehalt an einfach ungesättigten Fettsäuren (z.B. Haselnüsse) und Omega-3-Fettsäuren (z.B. Walnüsse).

Wichtig: Auch von den „gesünderen" Fetten sollte man nicht zu viel auf einmal essen, da diese Lebensmitteln sehr kalorienreich sind.

Ungesunde Fette/gesättigte Fette	Wertvolle Fette/ungesättigte Fette/Omega-3-Fette
Fettes Fleisch und Wurst.	Kaltwasserfische: Hering, Lachs, Thunfisch, Makrele, Bückling und Sardine.
Fetthaltige Milchprodukte wie Butter, Rahm, Schlagobers, fettreicher Käse.	Fettarme Milch und Milchprodukte.
Fertiggerichte, Soßen, Dressing.	Avocado, Oliven.
Croissants, fertige Schokoladenaufstriche, Bonbons	Nüsse und Kerne wie z.B. Walnüsse, Haselnüsse, Leinsamen, Kürbiskerne, Pistazien.

Alles Frittierte und Gebackene wie z.B. Pommes frites; Schweineschmalz.	Kaltgepresste Pflanzenöle wie Olivenöl, Leinöl, Mandelöl, Rapsöl, Hanföl, Distelöl, Walnussöl.
Palmkernfett, Kokosfett.	Gänsefett.

Versteckte Killerfette: Trans-Fettsäuren

Trans-Fettsäuren wirken sich noch ungünstiger auf das Herz-Kreislauf-System aus als tierische gesättigte Fettsäuren: Zahlreiche Studien zeigen, dass schon kleine Konzentrationen das Risiko für Herzinfarkt und Angina pectoris bedeutend erhöhen.

Daher soll eine erwachsene Person nicht mehr als 2,5 g Trans-Fette täglich konsumieren.

Trans-Fettsäuren kommen in der Natur kaum vor, sondern sind Nebenprodukte bei der industriellen Herstellung pflanzlicher Öle. Sie sind länger haltbar und deswegen fast immer in Fertigprodukten wie Süßwaren, Fertigbackwaren, Schokoladenaufstrichen, Magarinen und anderen Streichfetten, aber auch in frittierten Lebensmitteln enthalten.

Seit 01.01.2006 dürfen in den USA nur jene Lebensmitteln verkauft werden, welche eine vollständige Auflistung über den Gehalt an Trans-Fetten aufweisen.

In Europa hat zur Zeit nur die dänische Regierung den Verkauf von Nahrungsmitteln mit zu hohem Trans-Fett-Gehalt verboten.

Derzeit ist bei vielen Produkten, die im deutschsprachigen Raum verkauft werden, der Trans-Fett-Gehalt auf den Lebensmitteletiketten leider nicht ausgewiesen. Prinzipiell gilt daher: Fertigprodukte und „Cellophanware" meiden. So viele Mahlzeiten wie möglich selbst vorbereiten, frische und naturbelassene Lebensmitteln verwenden.

Eiweiß

Eiweiß (Protein) spielt die zentrale Rolle in allen lebenden Organismen. Dieses Multitalent hat eine ganze Latte von Aufgaben zu erfüllen:

Das menschliche Körpereiweiß wird aus einzelnen Bausteinen – Aminosäuren – zusammengesetzt. Aminosäuren sind vor allem Bausteine der Organe, Enzyme und Botenstoffe. Praktisch alle Strukturen in unserem Körper sind aus Eiweiß gebaut, im Blut ist es ein wichtiges Transportmittel für Eisen und Abwehrstoffe. Manche Aminosäuren können wir selbst herstellen, andere müssen wir mit der Nahrung aufnehmen.

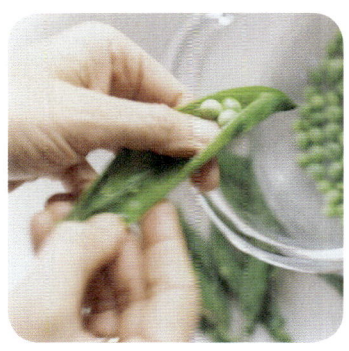

Proteine sind vor allem in tierischen Lebensmitteln wie Fleisch, Geflügel, Fisch, Eier und Milchprodukten, aber auch in Hülsenfrüchten (Erbsen, Bohnen, Linsen) und Vollkornprodukten enthalten. Auch Milch- und Milchprodukte (Joghurt, Käse, Molke, Topfen) sind Träger von tierischem Eiweiß, Kalzium und Vitaminen – bevorzugen Sie dabei aber fettarme Produkte (1 bis 1,5 % Fett).

Bei Käsesorten findet sich die Angabe „Fett in Trockenmasse": Um den tatsächlichen Fettgehalt des Käses zu erfahren, teilt man die Angabe durch 2.

Beispiel: Ein Emmentaler mit 44 % Fett in der Trockenmasse enthält zirka 22 Gramm absolutes Fett je 100 Gramm.

Ausgezeichnete Produkte der Natur sind die Fische: Hier sind die „Fitmacherfette" mit hochwertigem Protein verbunden – daher sollte der Fischverzehr auf 2- bis 3-mal pro Woche gesteigert werden.

Auch manche Pflanzen, z.B. Kartoffeln und Soja, sind gute Proteinspender und stellen eine geeignete Alternative zu tierischen Eiweißstoffen dar.

Für eine gute Eiweißversorgung sollten öfter verschiedene Eiweißquellen optimiert werden:

- *Getreide und Hülsenfrüchte (Linsen und Brot)*

- *Getreide und Milchprodukte (Müsli, Milch, Käse und Brot)*

- *Kartoffeln und Ei oder Milch/-produkte*

Was man beim Fett- und Eiweißverzehr beachten sollte:

- **Ungesättigte Fettsäuren wie z.B. Rapsöl und Olivenöl bevorzugen:**
  1 Esslöffel Olivenöl täglich für den Salat, 1 Esslöffel Rapsöl fürs Braten.

- **Maximum 20 g Streichfett täglich:** als Streichfett am besten mageren Topfen (1 % Fett) verwenden, Margarine nur, wenn der Gehalt des Trans-Fettes angegeben ist (unter 0,5 %). Viel besser: statt Streichfett täglich 20 bis 30 g Nüsse oder Oliven oder 1 Avocado.

- **Fleisch mager, 2 x pro Woche (150 g Portion);** Wurstwaren weitgehend meiden.

- **Fisch (am besten Kaltwasser) 2 bis 3 x pro Woche (150 g je Portion)**

- **Milch und Milchprodukte fettarm täglich:** ½ Liter Milch oder Milchprodukte (z.B. Joghurt), Käse sparsam verzehren, am besten Topfen, Mozzarella, evtl. Schafskäse.

- **Fertigprodukte weitgehend meiden – Trans-Fette!** (außer es gibt genaue Angaben)

- **2 Eier pro Woche** (falls Cholesterin erhöht, weniger)

Mikronährstoffe

Für den Genuss von Obst und Gemüse gilt: Je bunter, desto besser – denn so sorgen Sie automatisch für ausreichende Zufuhr aller benötigten Mikronährstoffe. Vitamine sind Hilfsstoffe, die für viele Stoffwechselvorgänge gebraucht werden, Mineralstoffe werden als Baustoffe verwendet, sie funktionieren als Reglerstoffe und wirken bei der Erregungsleitung der Nerven mit.

In der Gruppe der so genannten sekundären Pflanzstoffe sind mehr als 30.000 verschiedene Substanzen bekannt. Sie werden ausschließlich von Pflanzen gebildet. Im menschlichen Organismus üben sie eine Vielzahl von Schutzfunktionen aus: Sie können freie Radikale – aggressive Verbindungen, die an der Krebsentstehung beteiligt sind – neutralisieren, körpereigene Abwehrkräfte stärken, den Blutdruck senken usw.

Alkohol

Übergewichtige sollten weitgehend auf Bier verzichten, da Alkohol in Kombination mit fettreichen Speisen den Aufbau von Körperfett noch zusätzlich fördert. Außerdem hat Bier aufgrund des beträchtigen Malzzuckergehaltes einen sehr hohen Glykämischen Index.

Rotwein hingegen ist reich an bioaktiven Substanzen, die sich positiv auf die Senkung des Cholesterinspiegels auswirken und somit auch die Herzkranzgefäße vor Angina pectoris oder Herzinfarkt schützen können. Aber: auch Wein mit Maß! Daher können fettleibige Frauen und Männer, auch adipöse Diabetiker, täglich (maximal) 1/8 l Rotwein zum Essen trinken. Dickschalige Weintraubensorten (wenn möglich aus dem Barrique-Eichenfass) sind zu bevorzugen. Aber auch hier gilt: Mehr als 1/8 Liter Rotwein pro Tag sollte es nicht sein.

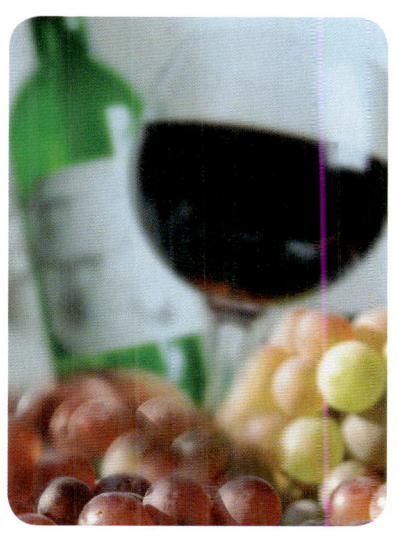

Zwei bis drei Liter Wasser täglich!

Wasser ist für sämtliche Lebensvorgänge wichtig: Es transportiert Nährstoffe in Körperzellen und Organe. Fehlt Flüssigkeit, kommt es zur Austrocknung von Zellen und Gewebe, die Nieren werden stärker beansprucht, weil die Stoffwechsel- Endprodukte in höherer Konzentration anfallen, der Kreislauf wird belastet. Es entstehen Krankheitssymptome wie Müdigkeit, Gereiztheit, Kopfschmerzen.

Ein kleinerer Teil der benötigten Flüssigkeit wird durch den täglichen Konsum von Obst und Gemüse gedeckt. Den Rest von mindestens zwei Litern täglich sollten wir trinken. Als Durstlöscher eignen sich Wasser, frisch ausgepresster Zitronensaft und Früchte- oder Kräutertees ohne Zuckerzusatz. Beim Genuss aller anderen Getränke (z.B. Milch, Fruchtsäfte, Limonaden, Wein, Bier) sollte man den Kaloriengehalt berücksichtigen.

Koffeinhaltige Getränke wie Kaffee oder schwarzer Tee zählen streng genommen nicht zu den Flüssigkeitslieferanten, da Koffein eine entwässernde Wirkung hat.

Trinktraining

Vielen Menschen fällt es schwer, täglich auf die empfohlene Flüssigkeitsmenge zu kommen. Dabei kann man sich mit einem einfachem Trick helfen: Zwei Flaschen Mineralwasser oder ein entsprechend großer Krug Leitungswasser mit einer ausgepressten Zitrone oder eine Thermoskanne mit Früchte- oder Kräutertee gleich morgens zurecht stellen und über den Tag verteilt konsumieren (z.B. jede Stunde ein Glas).

Übergewichtige und adipöse Personen trinken meist viel zu wenig. Oft wird das Durstgefühl mit dem Hungergefühl verwechselt: Trinken wird durch Naschen ersetzt. Daher sollte das „Trinktraining" fixer Bestandteil jeder Ernährungsumstellung sein.

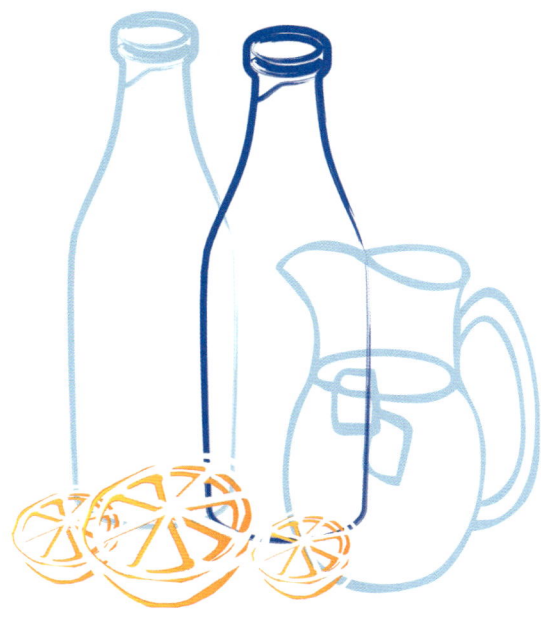

Die richtige Ernährung

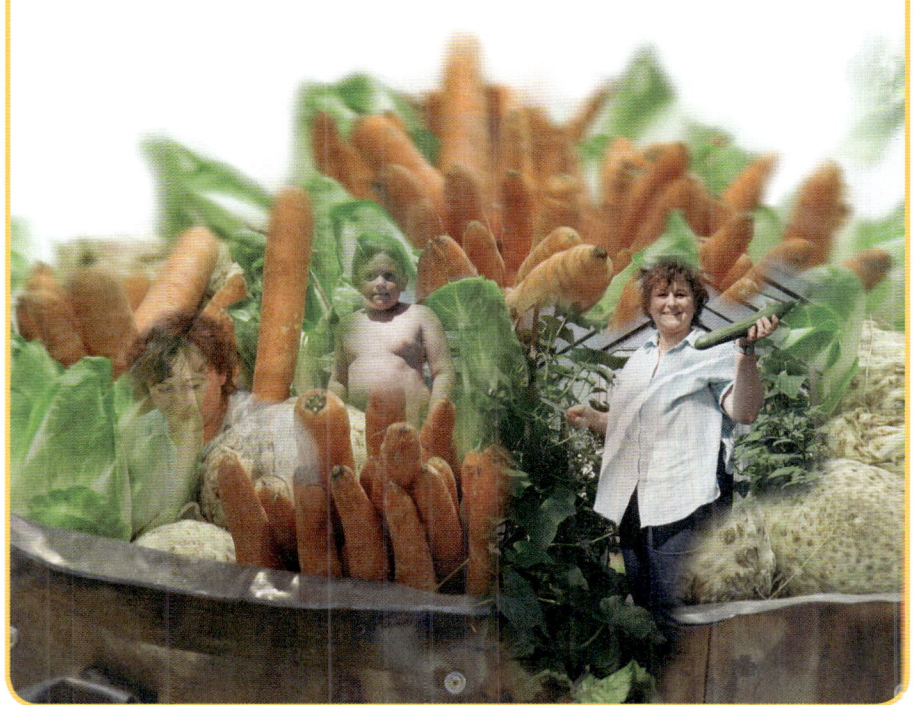

Die „richtige" Ernährung

Grundsätzlich gilt es darauf zu achten, dass Sie Ihre Ernährung nicht einseitig, sondern ausgewogen und vielfältig gestalten:

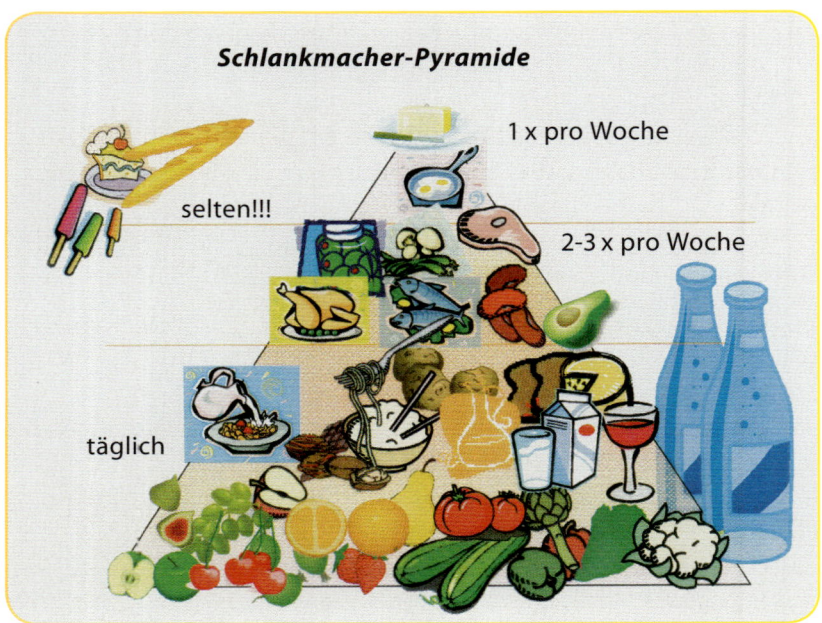

Die Ernährungspyramide

Sie zeigt auf einen Blick, wie Sie sich gesund ernähren und trotzdem Gewicht reduzieren:

Täglich

■ Viel **Wasser** trinken (2 bis 3 Liter täglich). Wenn es der Magen „erlaubt", zu jeder Hauptmahlzeit ein Glas Wasser mit frisch gepresstem Zitronensaft trinken.

■ **Obst** – möglichst bunt und vielfältig zubereitet – ist ideal, um den Körper optimal zu versorgen. Mindestens zwei bis drei Stück Obst (etwa 300 bis 400 g) sollen bis spätestens mittags verzehrt werden. Heimisches Obst (nach Saison, frisch und ungeschält) hat Vorrang!

- **Gemüse** in unbegrenzter Menge – je mehr desto besser – idealerweise roh essen; in Form von Salat oder schonend dämpfen, garen oder dünsten (z.B. im Wok).

- Zum Frühstück zwei bis drei Esslöffel (50 g) **Vollkorn-Müsli** ohne Zucker-zusatz. **Brot, Nudeln, Reis** und **Kartoffeln** sind typische Kohlenhydrat-Beilagen. 150 g al dente gekochter Reis oder Nudeln bzw. zwei bis drei kleine Kartoffeln (200 g) sollten täglich auf dem Speiseplan stehen, zu bevorzugen sind Pellkartoffeln oder in der Schale gekochte Kartoffeln. Ein bis zwei Stück **Vollkornbrot** anstatt Müsli sorgen für Abwechslung beim Frühstück.

- Weiters sollte man bei den Kohlenhydraten den Glykämischen Index und die Glykämische Last grob berücksichtigen, indem man Vollkornprodukte bevorzugt.

- 1 Esslöffel **Olivenöl** und 1 Esslöffel **Rapsöl** sind die richtigen „Schmierfet-te" für unsere Zellmembranen und Gefäße!

- ¼ bis ½ Liter magere – ein%ige – **Milchprodukte** (Milch, Joghurt, Mol-ke, Buttermilch, Topfen) sorgen für die wichtige Eiweißzufuhr und somit für unsere Knochen, Muskeln und alle Organe.

- **Genuss in Maßen:** fünf bis zehn Stück Nüsse, eine Rippe dunkle Schoko-lade (70 % Kakao) und 1/8 Liter Rotwein.

2- bis 3-mal pro Woche

- Zweimal in der Woche mageres Fleisch (je 150 Gramm natur gebraten, gegrillt, gekocht, gedünstet).

- Zwei- bis dreimal in der Woche Fisch (je 150 Gramm; natur gebraten, gegrillt, gekocht, gedünstet).

Optimal wäre: Dreimal in der Woche Fisch, zweimal Fleisch und zweimal vegetarisch essen.

- Hülsenfrüchte mindestens zwei- bis dreimal in der Woche, so sind z.B. Bohnensalat oder Linseneintopf sehr gut mit Fleisch oder Eiern zu kombi-nieren.

- Ein- bis zweimal pro Woche Pilze nach Saison.

- Zwei- bis dreimal in der Woche Käse (Fettgehalt beachten – je weniger desto besser) mit 30 bis 50 Gramm Oliven, Avocado sorgt für Abwechslung.

1-mal pro Woche (Vorsicht bei erhöhten Blutfetten!)

- *2 Eier,*
- *Schalentiere (z.B. Garnellen oder Meeresfrüchte),*
- *20 Gramm Butter.*

Selten

- *Auf **Süßigkeiten**, Torten, Limonaden und Weißgebäck weitgehend ver–zichten! Sie liefern nur „leere" Kalorien, treiben den Insulinspiegel extrem rasch in die Höhe und erzeugen Heißhunger. Außerdem verhindern sie den Abbau von Fettpölsterchen und fördern das Übergewicht.*

Die mediterrane Kost

Ein Ernährungsmodell, das all diese Empfehlungen enthält, ist die mediterrane Kost. Sie ist reich an Obst, Gemüse, Olivenöl, Nüssen, Fisch und Rotwein. Diese Essensweise garantiert auch, dass täglich ausreichend Vitamine, Mineralstoffe,

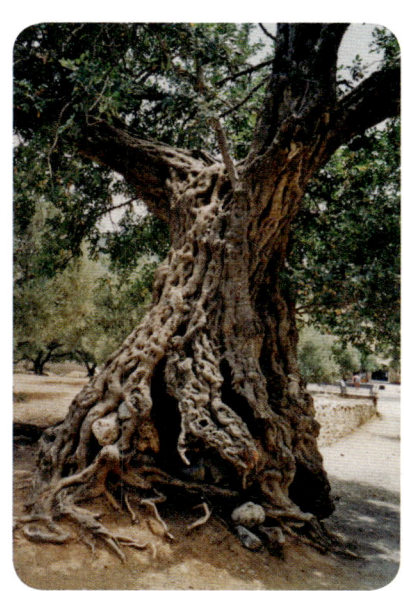

Spurelemente und sekundäre Pflanzstoffe zugeführt werden und schützt Gefäße und Herz.

Die so genannte „7-Länder-Studie" zeigte nach 15-jähriger Erhebung eindrucksvoll die Vorteile der mediterranen Küche („Kreta Diät"):

- wesentlich seltenere Herzgefäßkrankheiten,
- deutlich niedrigere Sterblichkeitsraten,
- deutlich weniger krebsbedingte Todesursachen im Mittelmeerraum (Kreta) verglichen mit den USA, Japan und weiteren fünf europäischen Ländern.

Diese Aussagen wurden durch neuere groß angelegte Studien in Japan und Griechenland bestätigt. Eine andere Untersuchung in Frankreich („Lyon-Studie") belegte sogar die eindeutige Verbesserung der Überlebensrate jener Patienten, die sich nach einem Herzinfarkt auf die typische mediterrane Ernährung umstellten.

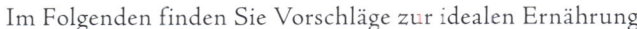

Im Folgenden finden Sie Vorschläge zur idealen Ernährung:

Vormittags	Mittagsessen	Abendessen
1 Apfel, 1 Birne, 1 Orange, 3 EL Müsli Vollkorn ohne Zucker, 10 Haselnüsse, 6 Marillen trocken, 10 g Schokolade 70% Kakao, 2 x 250 ml Joghurt natur 1% Fett	200 g Kartoffeln (2 Stück) gekocht, 200 g Broccoli gekocht, 300 g grüner Salat, 150 g Seelachs natur gebraten, 1 Zitrone – Saft, 1 Bund Petersilie, 1/2 EL Olivenöl, 1/2 EL Rapsöl, 1 EL Essig, etwas Salz, Pfeffer	1 Tomate, 1 Bund Schnittlauch, 10 Kürbiskerne, 1/2 EL Olivenöl, 2 Scheiben Vollkornbrot, 1/8 l Rotwein
2 – 3 Liter Wasser und Zitronensaft (frisch ausgepresst) über den Tag verteilt		
Frühstück: Kaiser, 1130 g Nahrung = 955 Kcal, 1,8 g Ballaststoffe, 135 g Kohlenhydrate, 31 g Eiweiß, 29 g Fett	Mittagsessen: König, 920 g Nahrung = 450 Kcal 13,4 g Ballaststoffe 39,2 g Kohlenhydrate 41,6 g Eiweiß 12,6 g Fett	Abendessen: Bettelmann, 385 g Nahrung = 240 Kcal, 6,2 g Ballaststoffe, 23,3 g Kohlenhydrate, 5,4 g Eiweiß, 5,7 g Fett
INSGESAMT: etwa 2,5 kg Nahrung = 1600 Kcal, Glykämische Last = 76.650% Kohlenhydrate, 19% Eiweiß, 26% Fett, 5% Alkohol		

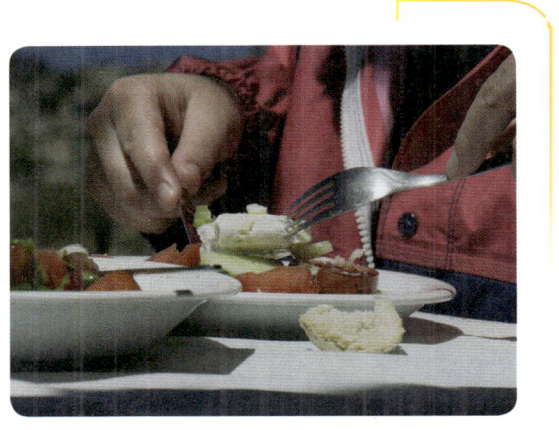

Wie Sie Übergewicht reduzieren können

■ Essen Sie nach Ihrem tatsächlichen Energiebedarf.

*Zur Gewichtsreduktion sollten Sie Ihre Kalorienzufuhr um bis zu 500 Kcal un-
terschreiten bzw. durch tägliche Bewegung einfach mehr Kalorien verbrauchen.
„Morgens wie ein Kaiser, mittags wie ein König, abends wie ein Bettler" – diese
alte Volksweisheit hat nach wie vor ihre Gültigkeit. Denn bei der Fettspeicherung spielt auch die Abfolge der Mahlzeiten eine Rolle. Schwere Abendmahl-
zeiten wandern direkt in unsere Fettdepots, da der Körper durch die folgende
Schlafphase keine Möglichkeit mehr hat, den späten Energieschub wieder los-
zuwerden.*

■ Essen Sie das Richtige.

*Kohlenhydrate sind für unseren Körper Kohle und Holz – sie werden in unseren
Zellen verbrannt und dadurch bekommen wir Energie und Wärme. Energie wird
tagsüber gebraucht und viel weniger in der Nacht. Das Auto wird ja auch vor
eine Reise betankt und nicht bevor es in die Garage gestellt wird. Deswegen
sollen Sie bis spätestens am frühen Nachmittag zwei kohlenhydratreiche Mahlzeiten nach den Grundsätzen der Energiepyramide zu sich nehmen. Verwenden
Sie dabei besonders viele Vollwert-Stärkekohlenhydrate und bevorzugen Sie Lebensmitteln mit niedrigem Glykämischen Index und Last. Die Abendmahlzeit
sollte aus eiweißreichen Gerichten wie magerem Fleisch, Geflügel, Magertopfen
oder Fisch mit Salat oder Gemüse (so viel Sie möchten) bestehen.*

■ Bewegen Sie sich – sooft Sie können!

*Das Allerbeste: ein schneller Spaziergang an Stelle des Abendessens! Wie Sie
überschüssige Fettkalorien durch Bewegung wirkungsvoll verbrennen können,
zeigen wir Ihnen im Kapitel „Bewegung" (Seite 73 ff.).*

warum

Bewegung

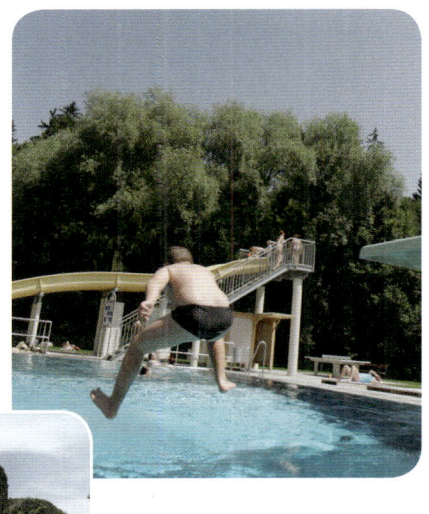

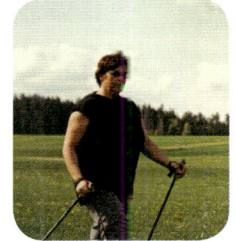

so wichtig ist

Warum Bewegung so wichtig ist

Wer Gewicht verliert, ohne Bewegung zu machen, büßt einiges an Muskelmasse ein. Je weniger Muskelmasse, desto kleiner der Grundumsatz – das heißt, der Körper hat seinen Energiebedarf zurückgeschraubt. Wer nun schnell abnimmt, indem er Muskel- statt Fettmasse abbaut und dann wieder beginnt, „normal" zu essen, hat rasch die verlorenen Kilos wieder oben.

Daher ist es wichtig, langsam abzunehmen und ein Muskelaufbauprogramm zu betreiben. Der Zuwachs an Muskelmasse erhöht nicht nur den Grundumsatz, sondern stützt auch Gelenke und Skelett, insbesondere das Rückgrat: Eine starke, gut durchtrainierte Bauchmuskulatur schützt vor einem Bandscheibenvorfall im Bereich der Lendenwirbelsäule!

Bewegung für die Gesundheit

33 gute Gründe für den täglichen Spaziergang und Gymnastik

Bewegung

- *reduziert das Gewicht,*
- *verbessert sowohl Triglyzerid- als auch Cholesterinwerte und verhindert so schädliche Ablagerungen in den Gefäßen – das gute HDL-Cholesterin steigt an, das schädliche LDL-Cholesterin sinkt,*
- *beugt Diabetes vor,*
- *optimiert die Diabeteseinstellung,*
- *stärkt das Herz,*
- *steigert die Durchblutung,*
- *senkt den Blutdruck,*
- *beugt Herzinfarkt und Schlaganfall vor,*
- *optimiert die Lungenarbeit,*
- *verbessert die Versorgung mit Sauerstoff,*
- *wirkt sich positiv auf die Verdauung aus,*
- *beugt Verstopfung vor,*
- *senkt das Risiko für Gallensteine,*

- wirkt präventiv gegen Dickdarmkrebs,

- schützt vor Brustkrebs,

- stärkt die Abwehr gegen Erkältungen und andere Infektionen,

- verbessert die Schlafqualität,

- lindert Kopfschmerzen und Wetterfühligkeit,

- erhöht den Stressabbau und die Stressverträglichkeit,

- steigert die Aufmerksamkeit und Lernfähigkeit,

- senkt das Risiko für Alzheimer und Demenz,

- mindert Spannungen und Ängste,

- steigert die positive Stimmung,

- festigt den Bewegungsapparat, sorgt für starke Muskeln,

- hilft, einen Bandscheibenvorfall zu vermeiden,

- mindert Rücken- und Überlastungsschmerzen,

- sorgt für starke Knochen, beugt Osteoporose vor,

- senkt die Sturzgefahr und Knochenbrüche,

- verbessert die Beweglichkeit,

- verzögert Alterungsprozesse,

- verlängert die Mobilität und Selbstständigkeit im Alter,

- steigert das Selbstwertgefühl,

- erweitert den Freundeskreis.

Unlängst wurde eine schwedische Studie publiziert, wonach sportlich aktive Menschen seltener an Demenz erkranken. Das Ergebnis: Wer im mittleren Alter mindestens zweimal wöchentlich sportlich aktiv ist, senkt sein Risiko, an Alzheimer zu erkranken, um 60 %.
Denken Sie daran: Mit jedem Schritt können Sie sich einen Schritt vor Alzheimer entfernen!

Wie wird trainiert?

Besonders am Anfang ist das Training mühevoll – aber es lohnt sich bestimmt!
Die täglichen Anstrengungen werden mit mehr Wohlbefinden und längerfristig mit weniger Gewicht belohnt!

Mit einer Kombination folgender Maßnahmen lässt sich der tägliche Energieverbrauch steigern:

- *mit mehr Bewegung im Alltag,*
- *mit gezieltem Krafttraining für den Muskelaufbau und*
- *mit Ausdauertraining.*

Jeder Schritt zählt

Unsere Umgebung ist eigentlich ein großes Fitnesscenter: Wer statt der Rolltreppe die Stiegen benutzt, seine Wege so oft wie möglich statt mit dem Auto zu Fuß erledigt oder beim Fernsehen lieber auf dem Ergometer radelt als im Sessel zu liegen, ist auf dem richtigen Weg.

Unter dem Motto „Jeder Schritt zählt" sollte man sich bemühen, jeden Tag nur 100 Schritte mehr zu machen. Dabei kann Sie ein Schrittzähler, ein einfaches und billiges Hilfsmittel, unterstützen.

Für sehr übergewichtige Personen ist die konsequente und regelmäßige Steigerung der täglichen Bewegungsabläufe oft die einzige Möglichkeit, am Anfang der Therapie für mehr körperliche Aktivität zu sorgen.

Wer unter starkem Übergewicht leidet, hat oft Scheu davor, sich im Sportdress im Fitnesscenter zu zeigen und bestimmte Trainingsabläufe zu absolvieren. Daher ist es anfangs für die Motivation und den Erfolg besser, mit Gleichgesinnten in einer Gruppe zu trainieren. Sport in Gesellschaft trägt nicht nur dazu bei, an Gewicht zu verlieren und die Gesundheit zu fördern, sondern pflegt auch soziale Kontakte.

Ab in die Kraftkammer!

Kraftmaschinen sind für alle Altersgruppen geeignet. Da es bei ihrer Benutzung ganz besonders auf den richtigen Bewegungsablauf ankommt, sollten Sie nur unter fachlicher Anleitung trainieren. Dasselbe gilt für das Hanteltraining mit Zusatzgewichten.

Wichtig: Regelmäßig und konsequent – im Idealfall zwei- bis dreimal pro Woche – sporteln. Der Trainer wird Sie die Übungen anfangs vorsichtig mit geringer Belastung ausführen lassen und dann kontinuierlich Intensität und Belastung steigern.

Wird nur einmal pro Woche trainiert, so ist immer noch ein Effekt von 40 % zu erwarten. Liegen die Abstände zwischen den Sporteinheiten bei 14 Tagen oder länger, bleibt der Trainingseffekt aus. Nach etwa drei Monaten ohne Training hat sich der bereits erreichte Muskelaufbau wieder komplett zurückgebildet.

Diabetes mellitus Typ 2 und Muskelaufbautraining

Studien haben belegt: Regelmäßiges Muskelkraftaufbautraining beugt Diabetes mellitus Typ 2 vor. Je mehr aktive Insulinrezeptoren, desto besser können Glukose und andere Nährstoffe in die Zellen eingeschleust und verbraucht werden. Die Folgen: Der Glukose- und Fettspiegel im Blut sinkt.

Bei schon bestehender Krankheit zeigt Krafttraining höchst positive Effekte im Stoffwechselablauf, gerade bei Patienten mit Metabolischem Syndrom und Diabetes mellitus Typ 2. Durch regelmäßiges Training ist in Einzelfällen sogar ein völliger Verzicht auf Medikamente möglich – vor allem bei Personen, die noch am Beginn ihrer Diabeteserkrankung stehen.

Wer schon länger an Diabetes leidet, kann durch konsequente Bewegung den Krankheitsverlauf positiv beeinflussen und die Notwendigkeit, Insulin zuzuführen, hinauszögern.

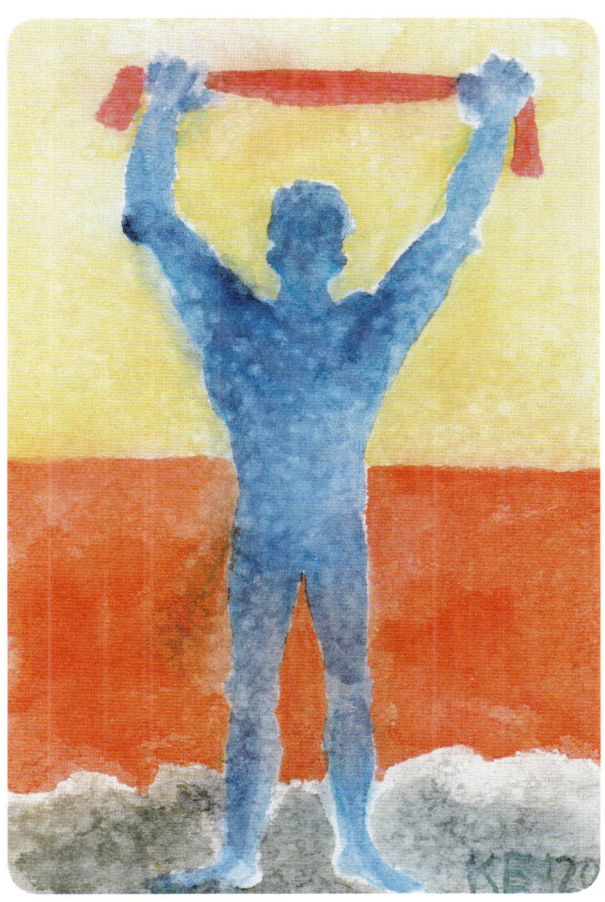

Zwölf Übungen für „Stubenhocker"

Vielen mangelt es an Zeit oder Geld, dreimal wöchentlich ein Fitnessstudio aufzusuchen oder sich mit einer sportlichen Gruppe zu treffen. Doch auch ein „Stubenhocker" kann seine Muskeln trainieren – zu Hause gibt es dazu genug Möglichkeiten.

Die einfachste Art des Krafttrainings sind Eigengewichtsübungen. Billige und sehr effektive Trainingshilfsmittel sind Hanteln und Gummiband: Das Gummiband wird nicht ohne Grund als kleinste Kraftkammer der Welt bezeichnet. Es passt in jede Tasche und kann immer mitgenommen werden.

Besorgen Sie sich noch eine Gymnastikmatte, bequemes Turngewand und ein Handtuch. Auch mit flotter Musik geht alles leichter.

Zuerst aufwärmen: Am Stand gehen, erst langsam, dann immer flotter. Die Hände müssen unbedingt mitbewegt werden. Dauer drei bis fünf Minuten.

Hände ausschütteln, drei- bis fünfmal tief durchatmen.

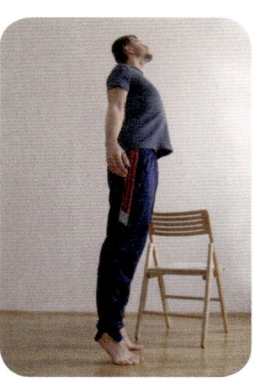

Übung 1: Stellen Sie sich gerade hin und stützen Sie sich leicht an der Sessellehne ab. Stellen Sie sich vor, Sie sind eine wachsende Blume oder ein Baum. Heben Sie beide Fersen so weit wie möglich vom Boden weg.

Bleiben Sie etwa drei Sekunden in dieser Position. Dann die Fersen wieder senken, aber nicht den Boden berühren! Beim „Wachsen" tief einatmen, beim „Senken" ausatmen.

Wiederholen Sie diese Übung so oft Sie können – und dann noch zehnmal!

Übung 2: Stellen Sie sich gerade hin und stützen Sie sich mit der rechten Hand seitlich an der Sessellehne ab. Heben Sie das ausgestreckte linke Bein langsam so weit wie möglich seitlich ab. Der Rumpf bleibt gerade, die Zehenspitzen sind ausgestreckt. Anschließend das Bein wieder langsam senken, den Boden nicht berühren.

Wiederholen Sie diese Übung so oft Sie können – und dann noch zehnmal!

Anschließend Seite wechseln.

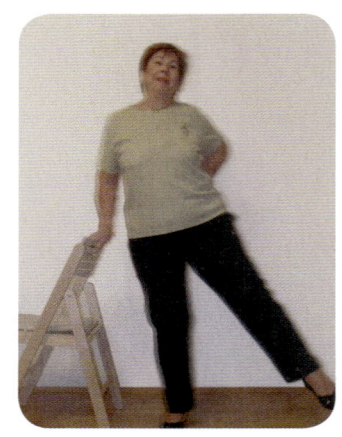

Übung 3: Stellen Sie sich in eine sehr weite Grätsche und drehen Sie die Füße nach außen. Der Körperschwerpunkt ruht auf der ganzen Fußsohle. Die Fußsohlen müssen immer am Boden bleiben, stellen Sie sich nie auf die Zehenspitzen! Das Gesäß nach hinten schieben, als wollten Sie sich auf einen Stuhl setzen. Der Rücken bleibt gerade, der Oberkörper neigt sich nach vorne: Die Knie dürfen nicht über die Zehenspitzen ragen. Die Beugung erfolgt so weit, bis das Hüftgelenk etwa so tief ist wie das Kniegelenk. Und wieder langsam aufrichten. Wiederholen Sie diese Übung so oft Sie können – und dann noch fünfmal!

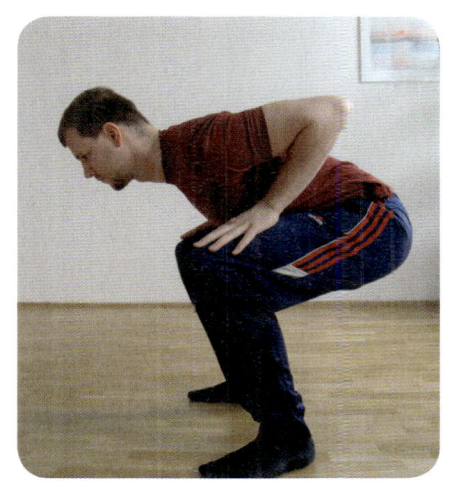

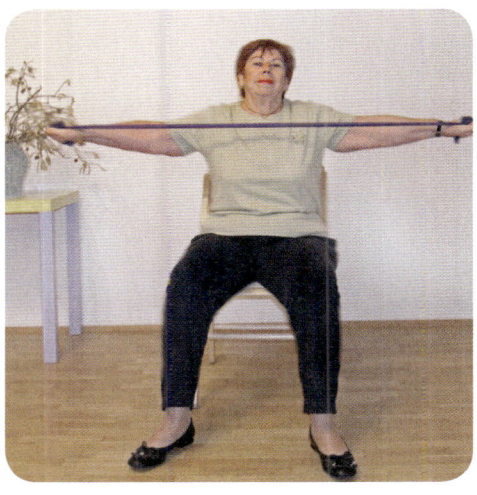

Übung 4: Entweder im Sitzen oder im Stehen ausüben. Das Gummiband wird mit ausgestreckten Armen schulterbreit auf Brusthöhe gehalten. Das Band darf nicht in der Mitte „durchhängen", also nicht zu locker sein. Ziehen Sie das Band langsam und zügig auseinander, bis die Hände ganz offen sind. Dann wieder langsam und zügig zurück in die Ausgangsposition. Wiederholen Sie die Übung so oft Sie können und dann sofort aufhören!
Ist die Anzahl der Wiederholungen hoch – das Band doppelt nehmen.

Übung 5: Nehmen Sie eine leichte Grätsche ein und fixieren Sie das Gummiband mit den Füßen in der Mitte. Überkreuzen Sie das Band vor Ihrem Körper und halten Sie es an den Enden leicht angespannt. Die Oberarme sind an den Körper gelehnt, die Unterarme ausgestreckt. Beugen Sie nun die Unterarme langsam und zügig, die Oberarme bleiben am Körper. Dann langsam und zügig die Unterarme wieder ausstrecken. Wiederholen Sie die Übung so oft Sie können und dann sofort aufhören!

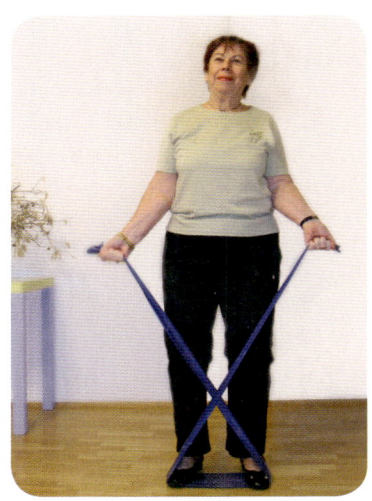

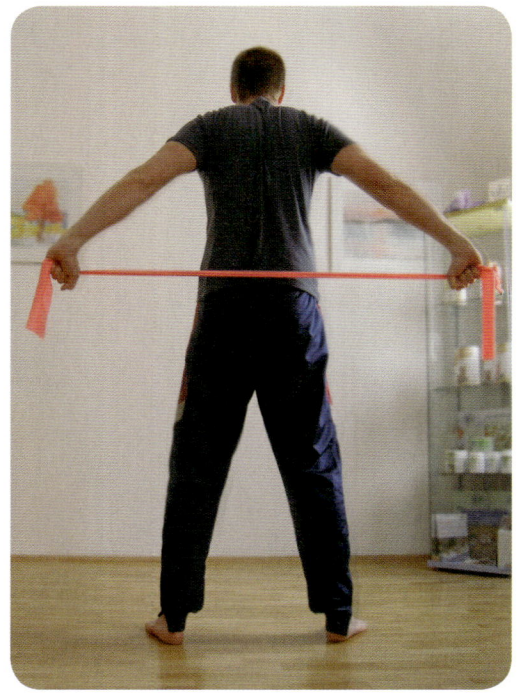

Übung 6: Nehmen Sie eine leichte Grätsche ein, die Knie sind leicht gebeugt, Oberkörper leicht nach vorne geneigt. Das Gummiband wird hinter dem Körper in Hüfthöhe gehalten. Es ist leicht angespannt und darf nicht „durchhängen". Ziehen Sie das Band hinter dem Körper langsam und zügig auseinander. Dann wieder langsam und zügig zurück in die Ausgangsposition. Wiederholen Sie die Übung so oft Sie können und dann sofort aufhören!

Übung 7: Hier kommt ein Besen-stil oder ein Staubsaugerrohr zum Einsatz. Stellen Sie sich in leichte Grätsche, die Knie leicht beugen, den Oberkörper leicht nach vorne neigen. Fassen Sie das Rohr von unten an, die Daumen liegen oben auf. Halten Sie es in Bauchhöhe parallel zum Boden. Ohne die Hände zu verschieben, üben Sie Druck auf das Rohr aus, so als wollten Sie es zusammendrücken. Heben Sie die Arme gleichzeitig – langsam und zügig – etwa 30 cm nach oben. Langsam die Spannung lösen und die Arme in die Startposition senken. Wiederholen Sie die Übung so oft Sie können und dann noch zehnmal!

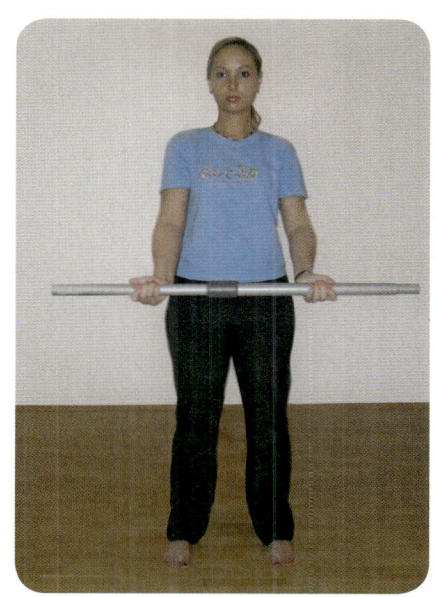

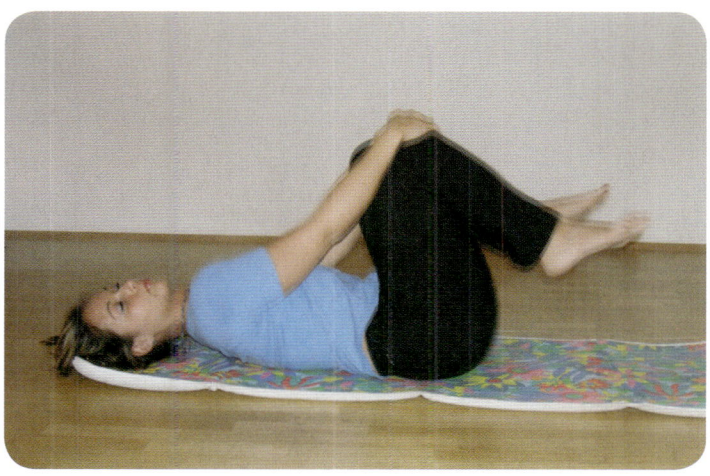

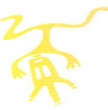

Übung 8: Legen Sie sich auf den Rücken und winkeln Sie die Beine an. Heben Sie die Füße vom Boden auf. Umarmen Sie die Knie. Rollen Sie in dieser Haltung zuerst nach links, dann nach rechts, etwa 20-mal je Seite. Die Übung ausführen, solange es angenehm ist.

Übung 9: Legen Sie sich auf den Rücken, winkeln Sie die Beine an und stellen Sie die Füße auf den Boden. Becken möglichst hoch heben, etwa drei Sekunden in dieser Position bleiben und wieder absenken, dabei nicht den Boden berühren. Wiederholen Sie die Übung so oft Sie können und dann noch zehnmal!

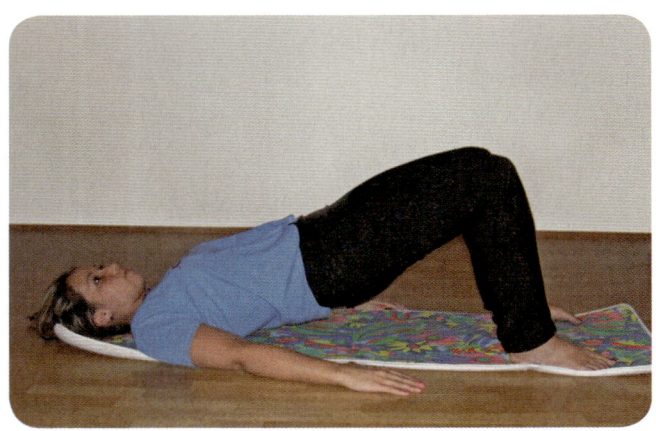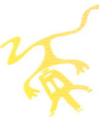

Übung 10: Legen Sie sich auf die Seite, das untere Bein ist leicht angewinkelt, das obere Bein wird ausgestreckt. Der Kopf wird durch den unteren Arm gestützt. Heben Sie das ausgestreckte Bein an, die Zehenspitzen zeigen nach unten. Das Bein wieder senken ohne den Boden zu berühren. Diese Übung langsam und gleichmäßig durchführen.

Wiederholen Sie die Übung so oft Sie können und dann noch zehnmal!

Die Seite wechseln.

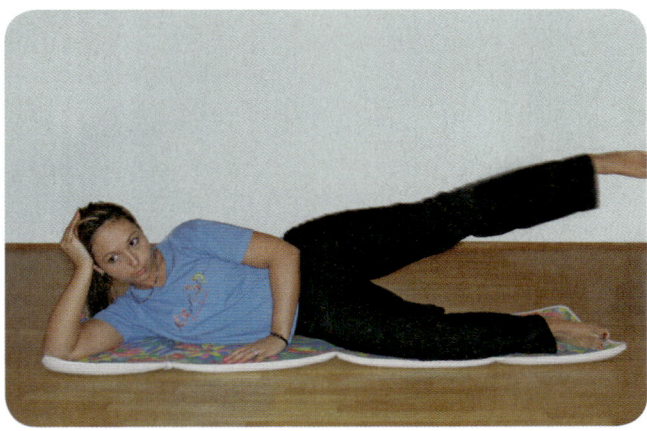

Übung 11: Legen Sie sich auf die Seite, das untere Bein ist leicht angewinkelt, das obere Bein wird ausgestreckt. Heben Sie das ausgestreckte Bein an, die Zehenspitzen zeigen nach unten. Ziehen Sie jetzt das Knie zur Brust und strecken Sie es wieder gerade aus – ohne den Boden zu berühren. Diese Übung langsam und gleichmäßig durchführen. Wiederholen Sie die Übung so oft Sie können und dann noch zehnmal! Seite wechseln.

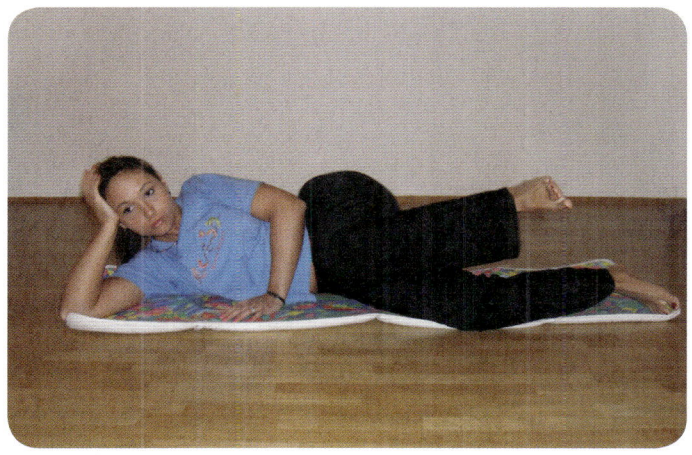

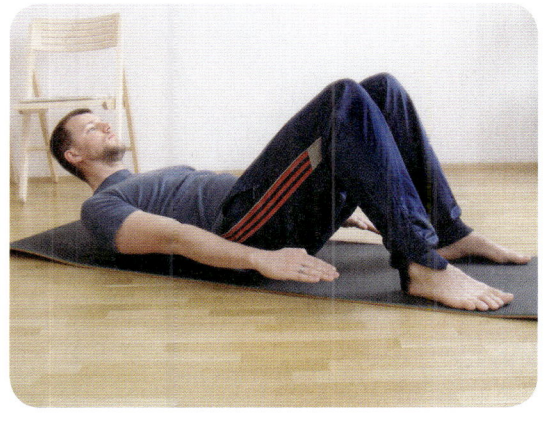

Übung 12: Legen Sie sich auf den Rücken, winkeln Sie die Beine an und stellen Sie die Füße auf dem Boden. Strecken Sie die Arme in Richtung der Zehen und heben Sie langsam Ihren Oberkörper – nur so weit, dass der Rücken gerade nicht auf dem Boden aufliegt. Etwa drei Sekunden in dieser Position bleiben und dann den Oberkörper wieder langsam senken. Wiederholen Sie diese Übung so oft Sie können und dann noch zehnmal!

Sollten alle Übungen an einem Tag absolviert werden, dann reicht es, sie jeden zweiten bis dritten Tag zu wiederholen. Falls Sie die Übungen in zwei bis drei kleinere Blöcke aufteilen, dann sollten Sie täglich Gymnastik betreiben.

Beispiel:

Montag: Übung 1, 2 und 3	Donnerstag: Übung 1, 2 und 3
Dienstag: Übung 4, 5, 6 und 7	Freitag: Übung 4, 5, 6 und 7
Mittwoch: Übung 8, 9, 10, 11 und 12	Samstag: Übung 8, 9, 10, 11 und 12
Sonntag: Pause	

Die Übungen dürfen keine Schmerzen bereiten. Personen mit Wirbelsäulenproblemen können sich bei Bodenübungen in Rückenlage mit einem zusammengerollten Handtuch behelfen. Unter das Gesäß geschoben, bewirkt das Handtuch, dass die Lendenwirbelsäule am Boden aufliegt. Wird es unter den Hinterkopf gelegt, bleibt die Halswirbelsäule gestreckt und bereitet weniger Beschwerden.
Bei chronischen Rückenschmerzen sind Streckübungen eine große Hilfe. Vielfach wird diesen Patienten auch eine physikalische Therapie verordnet, Heilgymnastik als „Zehner-Block" verschrieben. Dieser „Zehner-Block" ist nur als Lernprogramm gedacht! Nach dem Abschluss der physikalischen Therapie sollen diese Übungen regelmäßig weiter, am besten gemeinsam mit dem Muskelaufbautraining absolviert werden.

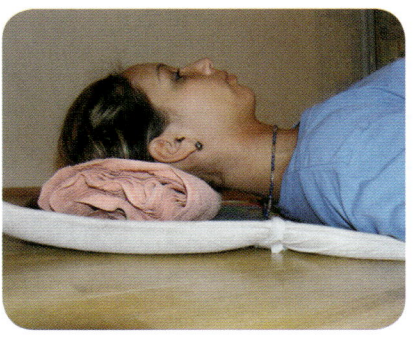 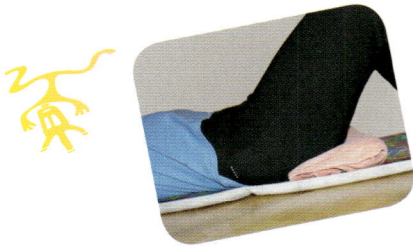

Ausdauer

Ausdauertraining verbessert die Fähigkeit des Körpers, über einen längeren Zeitraum Leistung zu erbringen. Es trägt wesentlich zur Entwicklung und Aufrechterhaltung eines guten Gesundheitszustandes bei. Übergewicht wird reduziert, das Immunsystem gestärkt und das Blutbild verbessert. Insbesondere sind auch positive Auswirkungen auf das Herz-Kreislauf-System zu nennen, das Herzinfarkt-Risiko wird deutlich gesenkt.

Die Ausdauer sollte drei- bis fünfmal pro Woche trainiert werden. Im Idealfall dauert eine Trainingseinheit 20 bis 60 Minuten. Diese Zeitspanne kann aber auch über den Tag verteilt werden. Also z.B. 2 x 10 Minuten oder 3 x 20 Minuten. Die Mindestdauer einer Trainingseinheit darf zehn Minuten nicht unterschreiten. Das gilt ganz besonders für untrainierte Personen.

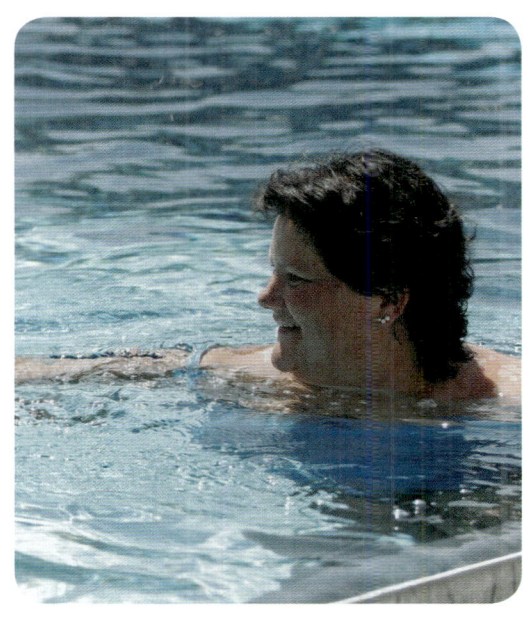

Besonders geeignet für das Ausdauertraining sind Zimmerfahrrad, Rudergerät, Stepper, Crosstrainer, Skitrainer, Laufband.

Ältere Menschen sollten Übungsformen wählen, bei denen die Verletzungsgefahr besonders gering ist, wie z.B. Gehen oder den Fahrrad-Ergometer.

Bevor Sie mit einer Sportart beginnen, lassen Sie sich von Fachleuten beraten. Stark übergewichtige Personen sollten eher gelenkschonende Sportarten wie z.B. Schwimmen bevorzugen.

Aber auch beim Joggen oder beim Nordic Walking sollte nicht nur die passende Ausrüstung (also der geeignete Schuh) verwendet, sondern auch ein geeigneter Laufstil perfektioniert werden.

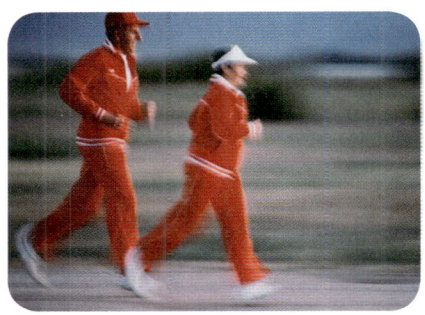

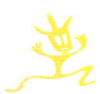

Wichtige Regeln

Bevor Sie mit dem Training beginnen:

- **Zuerst zum Arzt.** *Er nimmt vor Trainingsbeginn eine Durchuntersuchung vor. Unbedingt untersuchen lassen sollten sich Anfänger und Wiedereinsteiger über 35 Jahre, Menschen mit chronischen Erkrankungen oder Beschwerden bzw. Risikofaktoren wie Rauchen, Bluthochdruck, erhöhte Blutfettwerte, Diabetes, Bewegungsmangel, Übergewicht.*

Ausdauertraining, Fettleibigkeit und Begleiterkrankungen	
Begleiterkrankung	**Anmerkung**
Angina pectoris **Herzinfarkt**	Training unter strenger Pulskontrolle (Pulsuhr)! Pressatmen vermeiden! Geeignet: (Nordic) Walking, Laufen, Wandern, Radfahren, Langlaufen, Schwimmen. Weniger geeignet: Alpiner Skilauf, Tennis, Fußball, Handball, Basketball, Faustball, Volleyball, Tischtennis. Ungeeignet: Hoch- und Weitsprung, Kugelstoßen, Speer- oder Diskuswerfen, Sprint, Drachenfliegen, Fallschirmspringen.
Bluthochdruck	**Es darf nicht trainiert werden, wenn:** - der Blutdruck nicht eingestellt ist - trotz Medikamente hoher Blutdruck vorliegt - es durch Bluthochdruck zu einer Schädigung der Nieren, der Augen oder des Herzens kommen kann.
Diabetes Typ 2	Passendes Schuhwerk! Verstärkte Fußkontrolle! Eventuell Insulin-Dosis-Reduktion (20 bis 50 %). Es darf nicht trainiert werden, wenn der Blutzucker mehr als 300 mg/dl beträgt.

Vorsichtig beginnen, dafür regelmäßig. *Die meisten Übergewichtigen sind am Therapiebeginn untrainiert. Deswegen soll der Anfang sehr bescheiden sein: Ein- bis viermal pro Woche zirka zehn Minuten pro Trainingseinheit, also insgesamt nicht mehr als 40 Minuten in der ersten Woche. Ziel ist das tägliche Training von mindestens 30 Minuten. Dies kann in der Regel auch von untrainierten Patienten nach sechs Wochen erreicht werden. Wichtig ist es, das Training konsequent und regelmäßig durchzuführen.*

Keine Überbelastung. *Wer außer Atem kommt, hat bei den Bewegungen zu wenig Sauerstoff zur Verfügung. Ausreichende Sauerstoffversorgung während des Trainings ist allerdings entscheidend: Achten Sie darauf, dass Sie sich während der Übungen noch in kurzen Sätzen unterhalten können. Die Herzfrequenz sollte 80 % der maximalen Herzfrequenz nicht überschreiten und muss besonders bei untrainierten oder chronisch Kranken vor Trainingsbeginn ermittelt werden! Ihre persönliche, für das Training optimale Herzfrequenz ermittelt der Arzt mittels Belastungs-EKG.*

Ausdauersport lässt die Kilos schmelzen. *Um langsam, aber sicher abzunehmen, sind alle Aktivitäten geeignet, die gleichmäßig ablaufen. Walking (schnelles Gehen) und besonders Nordic Walking (Gehen mit Stöcken) haben sich für die Bewegungstherapie der Adipositas gut bewert. Bei Nordic Walking werden Oberkörper und Arme auch mitbewegt und trainiert, die Stöcke geben guten Halt und Sicherheitsgefühl. Mit einem professionellen Trainer und in einer Gruppe von Gleichgesinnten lernen Sie die richtige Technik und werden gemeinsam motiviert. Gegen eventuelle Schmerzen in Hüft-, Knie- oder Sprunggelenken hilft passendes Schuhwerk (eventuell mit orthopädischen Einlagen) – für Diabetiker obligat! Auch Meiden von hartem Untergrund (Wiese statt Asphalt) hilft, diese Beschwerden beim Walking zu verringern. Schwimmen, Aqua-Gymnastik, Aqua-Jogging und Radfahren sind ebenfalls sehr empfehlenswert.*

Der optimale Zeitpunkt. *Um die Fettreserven zu mobilisieren, sollte man im optimalen Fall am Abend drei Stunden nach dem Abendmahl trainieren. Nach dem Training nichts mehr essen, um den Fettabbau zu verlängern. Ein Kompromiss zum abendlichen Turnen ist die Bewegungseinheit am Morgen. Das Frühstück soll dann auf den späteren Vormittag – zirka drei Stunden nach dem Training – verschoben werden.*

Sehr wichtig ist Trinken. *Während des Trainings kleine Schlucke trinken, den Flüssigkeitsverlust nach dem Sport durch (Mineral-) Wasser ausgleichen, bei Hitze mehr trinken.*

Los geht's – in gemächlichem Tempo

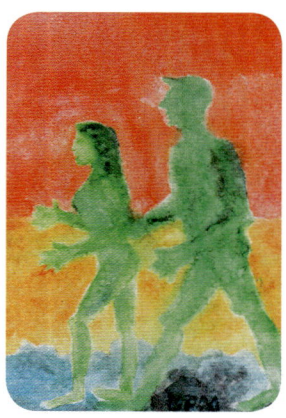

■ Nach dem Gesundheitscheck bei Ihrem Arzt beginnen Sie bei starkem Übergewicht am besten zunächst mit regelmäßigen Spaziergängen. Wenn Sie sich belastbarer fühlen und schon etwas abgenommen haben, können Sie mit einer Ausdauersportart wie Nordic Walking, Radfahren oder Schwimmen starten.

■ Wenn Sie übermäßig schwitzen, verwenden Sie Körperpuder. Es saugt Schweiß auf und schützt vor Körpergeruch. Schwellen die Füße an, so helfen Wechselduschen, kurzes Hochlagern der Beine und das Massieren mit einer Körpercreme.

■ Das Material der Sportkleidung sollte atmungsaktiv sein, den Schweiß nach außen leiten und schnell trocknen. Die Träger des Sport-BHs müssen breit sein und sollten nicht einschneiden.

Der optimale Bewegungs-Mix

Folgende Mischung aus Ausdauer-, Muskel- und Dehnungsübungen verbessert die Kondition und verringert auch das Körpergewicht:

■ 40 % des Trainings sollten aus Ausdauersportarten – wie Radfahren oder Nordic Walking – bestehen: Kalorien werden verbrannt, die Kondition wird verbessert.

■ Auch Kräftigungsübungen zum Muskelaufbau sind für die körperliche Fitness sehr wichtig: 60 % der Übungen sollten daher dem Muskeltraining dienen. Sie stärken nicht nur den Körper und verbessern die Haltung – je mehr Muskelmasse Sie zulegen, desto einfacher nehmen Sie ab. Übungen auf dem Gymnastikball trainieren zusätzlich die Balance und Beweglichkeit.

■ Dehnungsübungen vor und nach dem Sport sind ein Muss. Für Übungen am Boden hilft ein Kissen, damit nichts schmerzt.

Auch wenn das Gewichtsreduktionsziel erreicht wird, soll man das körperliche Training weiter fortsetzen. Zur Erinnerung: Nach etwa drei Monaten ohne Training hat sich bereits erreichter Muskelaufbau wieder komplett zurückgebildet. Eine ausgewogene Kombination des Muskelaufbau- und Ausdauertrainings soll, täglich abwechselnd, lebenslang durchgeführt werden. *Das regelmäßige Training gehört zur Körperhygiene, genau wie Duschen oder Zähneputzen und ist eine kostengünstige und wirksame Grundmaßnahme im Kampf gegen Übergewicht und das Metabolische Syndrom.*

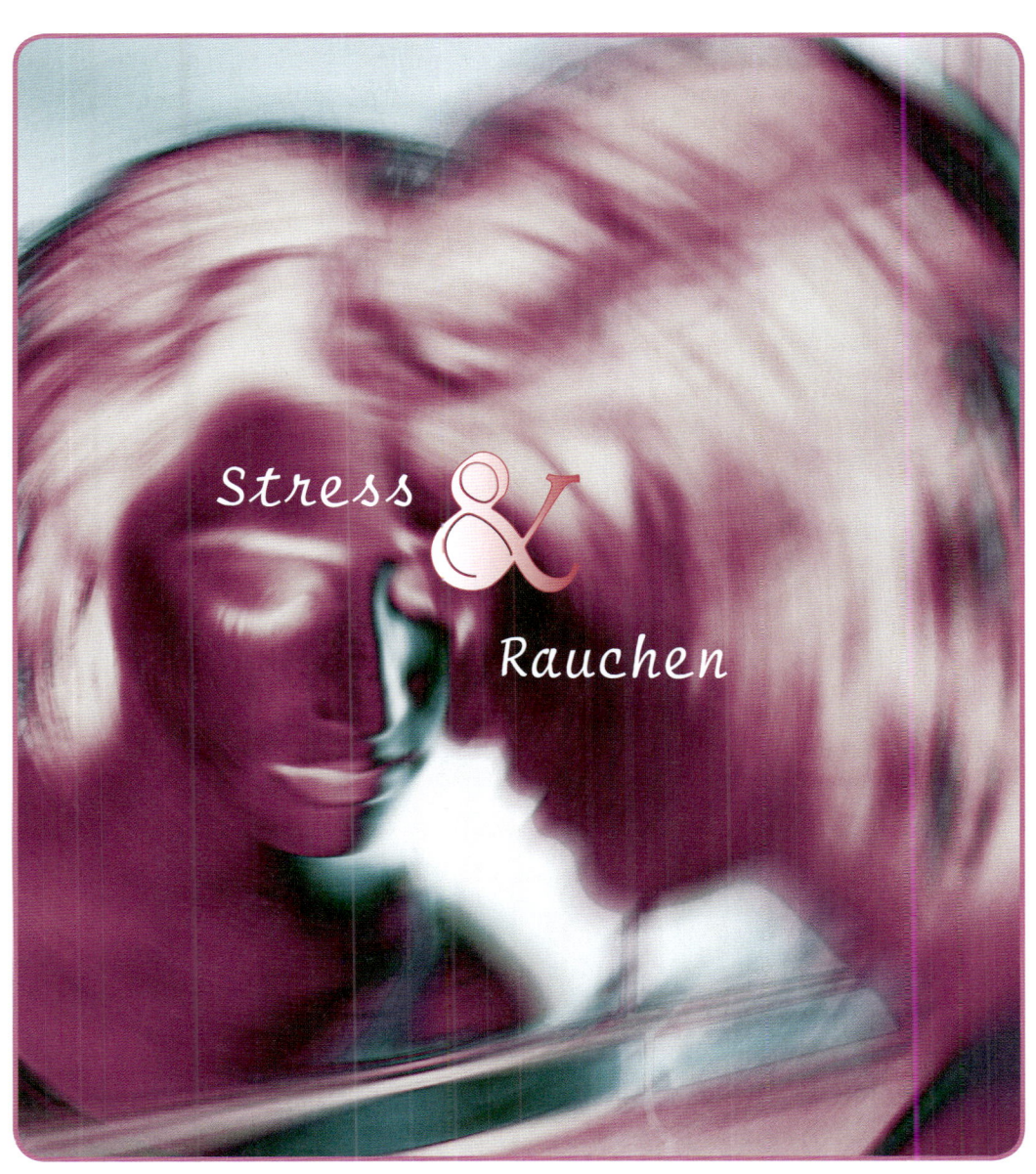

Stress & Rauchen

Stress

Zur Verhaltenstherapie gehört auch Stressabbautraining. Eine gewisse Dosis an Stress, der so genannte Eustress oder „positive Stress" ist wichtig, diese Stressform rettet uns vor Eintönigkeit und Langeweile. Führt der tägliche Stress aber zur Dauerbelastung mit chronischem Schlafmangel und Müdigkeitssyndrom, sprechen wir von Disstress. Dieser „negative Stress" führt zu körperlicher und psychischer Erschöpfung; übermäßiger Konsum von Aufputschmitteln, Rauchen, Alkoholkonsum und Überernährung sind oft verwendete Gegenmaßnahmen. Es entsteht ein Teufelskreis, der oft zu Bluthochdruck, aber auch zu schwerwiegenden Herz-Kreislauf-Erkrankungen führen kann.

Alle übergewichtigen/adipösen Personen sollten einen Stresstest durchführen, auch wenn sie nicht berufstätig sind. Arbeitslosigkeit, Monotonie, extreme Langeweile und gestörte familiäre Verhältnisse können ebenfalls zu Stresssymptomen führen. Falls notwendig, führt eine Therapie mit fernöstlichen Methoden wie Tai-Chi, Yoga, Qigong oder Meditation zum gewünschten Stressabbau. Auch bewusste Entspannungsphasen, die in den Alltag eingebaut werden, wie Hobbys, Musik hören oder Bewegung, senken den Stresspegel.

Rauchen

Rauchen schädigt massiv die Gefäße, die Folgen sind oft Herzinfarkt und Schlaganfall. Besonders übergewichtige Personen sind gefährdet, Herz-Kreislauf-Erkrankungen zu erleiden: Pro Jahr sterben in Österreich zirka 30.000 Menschen an Herzversagen und zirka 20.000 Personen erleiden einen Schlaganfall. Man kann annehmen, dass Zigarettenrauchen für zirka ein Drittel der Herzinfarkte und Schlaganfälle sowie für rund ein Drittel der Beinamputationen maßgeblich verantwortlich ist.

Warum ist Rauchen so schädlich?

■ *Rauchen verursacht eine ständige Reizung der Innenseite der Blutgefäße. Dadurch kann sich Atherosklerose viel schneller entwickeln.*

■ *Nikotin fördert den Anstieg des Blutdrucks.*

■ *Kohlenmonoxid fördert die Fetteinlagerung in den Gefäßen.*

- *Die Inhaltsstoffe der Zigarette erhöhen den Fibrinspiegel im Blut, die Blutplättchen neigen eher dazu, zu verklumpen. Schon das Rauchen von zwei Zigaretten täglich steigert die Plättchenaktivierung bereits mehr als das Hundertfache.*

- *Das gute HDL-Cholesterin wird durch das Rauchen vermindert.*

Alle diese Faktoren können die Entwicklung eines Schlaganfalls und koronarer Herzerkrankungen wie Angina pectoris und Herzinfarkt begünstigen. Herzinfarkte vor dem 40. Lebensjahr betreffen fast ausschließlich Raucher. Die Wahrscheinlichkeit eines Herzinfarkts ist bei einem Raucher dreimal so hoch wie bei einem Nichtraucher!

Wird Rauchen mit weiteren gesundheitsgefährdeten Lebensgewohnheiten kombiniert (z.B. Übergewicht, hoher Blutdruck, hoher Alkoholgenuss, Stress, Bewegungsmangel), so können sich die Risikofaktoren gegenseitig verstärken. Bei Frauen steigt das Infarktrisiko durch die Einnahme der „Pille" nochmals an.

Rauchen ade – Übergewicht ade!

Mit dem Rauchen aufzuhören, ist das Beste, was Sie für Ihre Gesundheit tun können. Und Bewegung eignet sich am besten dazu, Ihr Gewicht als „neuer" Nichtraucher zu optimieren.

Ihre Anstrengungen werden sich lohnen, denn das, worauf Sie hinarbeiten, ist ein neues gesünderes ICH, auf das Sie stolz sein können!

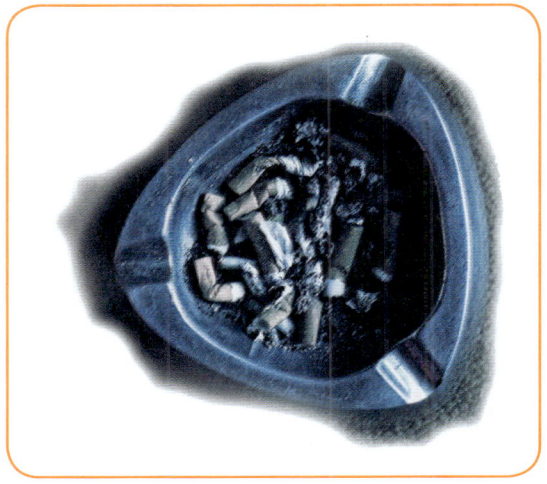

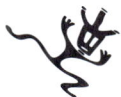

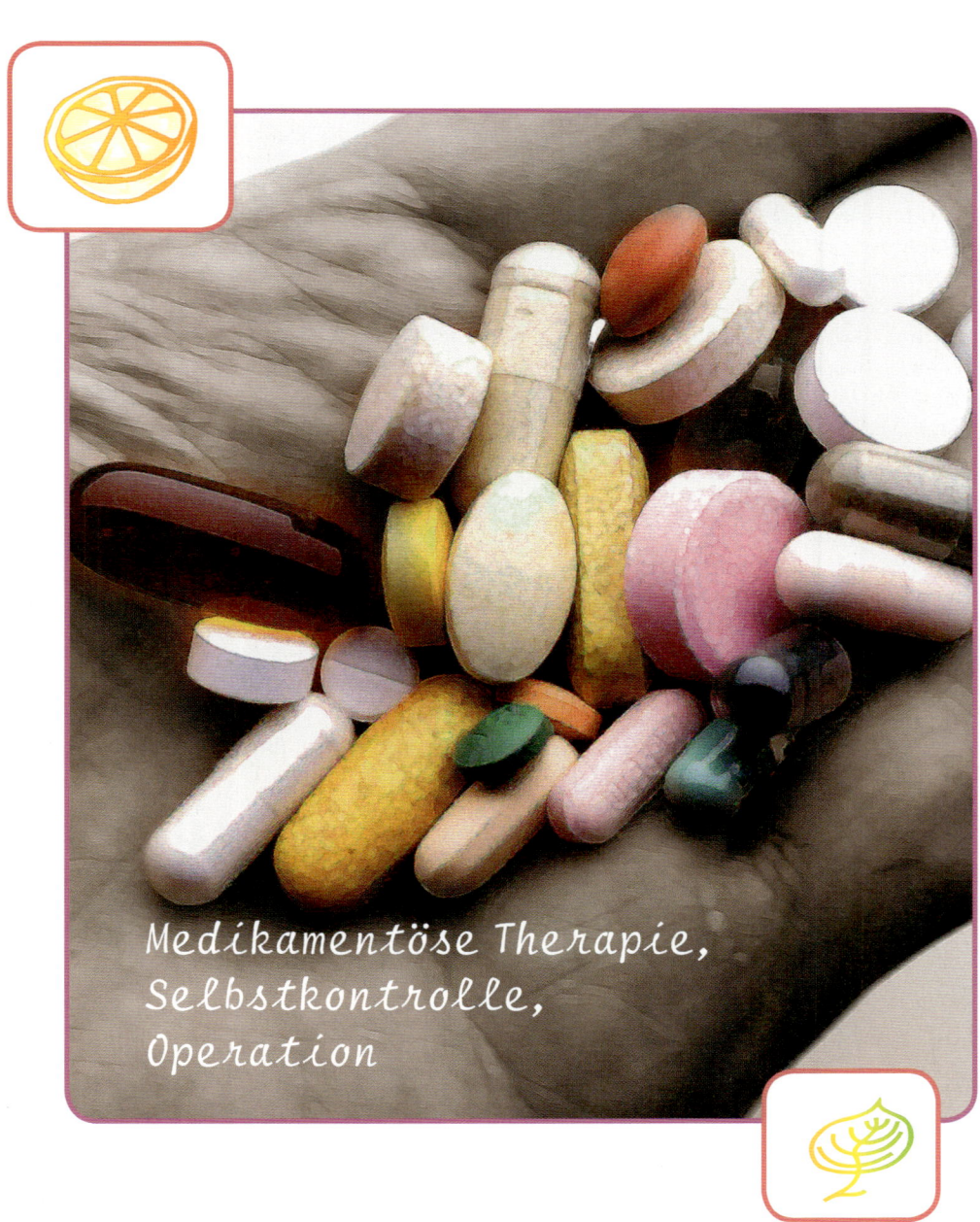

Medikamentöse Therapie,
Selbstkontrolle,
Operation

Medikamentöse Therapie

Neben der Ernährungsumstellung und gezielter Bewegung ist es bei starkem Übergewicht oft notwendig, zusätzlich zu Medikamenten zu greifen. Mit ihrer Hilfe können gezielt Blutdruck und Fettstoffwechselwerte gesenkt und die Entwicklung von Diabetes gestoppt oder verzögert werden.

Allerdings gibt es kein Medikament, das alle Komponenten des Metabolischen Syndroms abdeckt – obwohl intensiv daran geforscht wird. Das in Kürze erhältliche Medikament Rimonabant vermindert den Appetit, senkt die Triglyzeridwerte und steigert das HDL-Cholesterin. Durch die Gewichtsabnahme wirkt es effektiv Bluthochdruck, Übergewicht, Diabetes und Fettstoffwechselstörungen entgegen.

Bis aber dieses „Breitband"-Medikament auf dem Markt ist, müssen die jeweiligen Teilkomponenten des Metabolischen Syndroms gesondert behandelt werden.

Mit Medikamenten gegen Adipositas

Versagen Maßnahmen wie Ernährungsumstellung und Sport, können ab einem BMI von 30 kg/m², bei Vorliegen von Diabetes, Bluthochdruck oder Fettstoffwechselstörung ab einem BMI von 27 kg/m², Medikamente zum Einsatz kommen. Das Medikament Xenical mit dem Wirkstoff Orlistat hemmt die Enzyme im Dickdarm, die für die Fettverdauung verantwortlich sind. Zirka 30 % des Fetts, das mit der Nahrung in den Körper gelangt, verlässt ihn wieder, ohne verdaut zu werden.

Allerdings ist bei dieser Therapie eine prinzipielle Umstellung der Ernährung nötig. Denn Orlistat wird von Ärzten nur gemeinsam mit einer streng durchgeführten fettarmen Diät verabreicht und dies nicht ohne Grund. Sollte diese Diät nämlich nicht eingehalten werden, „erinnert" sich der Körper, dass er zu viel Fett „abbekommen" hat: Er kann mit unangenehmen (auch schmerzhaften) und übel riechenden Verdauungsproblemen (Blähungen, Durchfall, Stuhlinkontinenz) reagieren.

Ein weiteres Medikament im Kampf gegen starkes Übergewicht: Reductil mit dem Wirkstoff Sibutramin. Es beeinflusst die Botenstoffe Serotonin und Noradrenalin, die für das Sättigungsgefühl verantwortlich sind. Weniger Hunger und schnellere Sättigung sind die Folgen.

Reductil sollte nur bei Patienten mit gut kontrolliertem Bluthochdruck eingesetzt werden. Beide Medikamente sind verschreibungs- und apothekenpflichtig und müssen privat bezahlt werden. Sie sollten über einen längeren Zeitraum bzw. phasenweise zum Einsatz kommen. Werden die Medikamente nicht mehr eingenommen und auch Diätvorschriften bzw. Bewegungsprogramme vernachlässigt, schnellen die Kilos wieder nach oben.

Hilfe gegen Bluthochdruck und andere Erkrankungen

Wer Übergewicht verliert, senkt auch Risikofaktoren wie Diabetes und Bluthochdruck (Hypertonie). Wird nun die Adipositas aus finanziellen oder persönlichen Gründen medikamentös nicht behandelt, so lassen sich andere Teilkomponenten des Metabolischen Syndroms mit Medikamenten wirksam auf Normalwerte bringen. Der Blutdruck sollte idealerweise unter 130/85 mm Hg liegen.

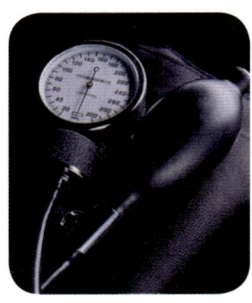

ACE-Hemmer

ACE-Hemmer wirken wie Angiotensin-Rezeptorblocker gefäßerweiternd und damit blutdrucksenkend. ACE-Hemmer, wie auch Angiotensin-II-Rezeptorantagonisten, werden unter anderem auch zur Behandlung von hohem Blutdruck und Herzschwäche eingesetzt. ACE-Hemmer und einige Angiotensin-II-Rezeptorantagonisten verbessern die Insulinsensitivität und damit das Risiko, an Diabetes mellitusTyp 2 zu erkranken. Während ACE-Hemmer die Bildung des gefäßverengenden Hormons Angiotensin II zum Großteil verhindern, blockiert der ARB jene Stellen, wo das Angiotensin II seine Wirkung ausübt.

Bei Nierenerkrankungen wie der diabetischen Nephropathie führen diese Präparate zu einer verminderten Eiweißausscheidung und verhindern ein Fortschreiten der Erkrankung. Deswegen sind sie für die Bluthochdruckbehandlung diabeteskranker Patienten unentbehrlich.

Bei Verengung der Nierenarterien können diese Medikamente allerdings zu einer Verschlechterung der Nierenfunktion führen. Daher muss das Vorliegen einer solchen Verengung vor Therapiebeginn ausgeschlossen werden. ACE-Hemmer dürfen weder in der Schwangerschaft noch bei Kinderwunsch zum Einsatz kommen.

Oft kombiniert der Arzt diese Arzneien mit leichten Entwässerungsmedikamenten. Diese Substanzen wirken an den Nieren: Die Salzausscheidung (vor allem Natriumsalz) über den Harn wird erhöht, der Körper verliert auch Wasser. Die Flüssigkeitsmenge in den Blutgefäßen nimmt ab, die Harnmenge wird größer, der Körper wird „entwässert". Die Folge: Der Blutdruck sinkt.

Entwässerungsmedikamente sind für den Abbau von Übergewicht völlig ungeeignet. Auch bei geschwollenen Beinen helfen sie in der Regel nicht, außer sie sind Folge einer schweren Herz- oder Nierenerkrankung.

Bei der Einnahme von Entwässerungsmitteln ändert sich neben dem Natriumhaushalt auch die Menge anderer Salze in der Blutbahn (Kalium, Magnesium). Deswegen wird der behandelnde Arzt während der Therapie mit solchen Medikamenten öfters eine Labor-Kontrolle anordnen.

Angiotensin-II-Rezeptorantagonisten (ARBs)

ARBs gehören zu einer neuen Klasse von Arzneimitteln mit einem hohem Potenzial in der Behandlung des Blutdrucks und der Herzinsuffizienz. ARBs sind sehr gut verträglich – bei ihrer Verwendung kommt es beispielsweise kaum zu unangenehmem Reizhusten, der etwa beim Einsatz von ACE-Hemmern auftreten kann. Ein Wirkstoff aus der Gruppe der ARBs namens Telmisartan (Präparat Micardis) bietet sich besonders für Hypertoniker mit Metabolischem Syndrom an: Telmisartan senkt den Blutdruck über 24 Stunden und damit bis in die risikoreichen Morgenstunden. Es kann so das Herzinfarkt- und Schlaganfallrisiko mindern. Diese Erkrankungen treten besonders oft nach dem Erwachen auf.

Betarezeptorenblocker – kurz Beta-Blocker

Sie sind für Patienten, die schon einen Herzinfarkt hatten, besonders wichtig, da sie die Schlagfrequenz des Herzens drosseln und somit dafür sorgen dass das Herz bei körperlicher und psychischer Anstrengung nicht überlastet wird. Beta-Blocker wirken blutdrucksenkend, sind günstig bei koronarer Herzkrankheit und Angina pectoris, wirken positiv bei Herzrhythmusstörungen und sind Teil der Basistherapie in der Herzinsuffizienz. Allerdings können sie die Blutzuckereinstellung verschlechtern. Daher sind für Diabetiker so genannte „kardioselektive" oder herzspezifische Beta-Blocker (z.B. Concor oder ConcorCor) besser geeignet als nicht herzspezifische Beta-Blocker. Die überwiegende Wirkung der kardioselektiven Beta-Blocker begrenzt sich auf das Herz. Einige ältere unselektive Beta-Blocker können sich negativ auf die Blutzuckereinstellung auswirken. Studien mit Bisoprolol (Concor) zeigten keine Auswirkung auf den Kohlenhydratstoffwechsel. Weitere blutdrucksenkende Medikamentengruppen sind z.B. Gefäßerweiterer und Substanzen, die zentral im Gehirn wirken.

Kombination verschiedener Medikamente

Bei länger dauerndem Hochdruck und ausgeprägtem Übergewicht werden oft bis zu vier Substanzen verabreicht, um den Blutdruck optimal einzustellen. Eine solche Kombinationstherapie, oft mit einem niedrig dosierten Entwässerungsmittel, wird vom Patienten oft als Maß für den Schweregrad seiner Krankheit bewertet: Je mehr Medikamente, desto schlimmer ist der Hochdruck. Diese Annahme ist oft falsch: Blutdruck ist normalerweise durch viele Regelkreise kontrolliert. Versucht man nun mit einem einzigen Medikament nur einen dieser Regelkreise nach unten zu schrauben, bemühen sich alle anderen, den Blutdruck wieder in die Höhe zu treiben. Viel sinnvoller ist daher der Einsatz einer Kombination von mehreren verschiedenen Medikamenten, wobei die Dosis jedes einzelnen niedrig gehalten werden kann.

Wichtig für alle Bluthochdruck-Patienten: regelmäßige Bewegung und wenig Salz verwenden. In der folgenden Tabelle ist kurz erläutert, wie sich eine Änderung des Lebensstils positiv auf die Senkung des Blutdrucks auswirkt:

Lebensstil und Blutdruck	
Lebensstiländerung	**Blutdrucksenkung**
Körpergewicht ↓	5 bis 20 mmHg pro 10 kg ↓
Fett ↓ + Gemüse ↑ + Obst ↑	8 bis 14 mmHg
Salz ↓	2 bis 8 mmHg
Bewegung ↑	4 bis 9 mmHg
Alkoholkonsum ↓	2 bis 4 mmHg

Mit Fettsenkern gegen zu hohe Blutfette

Für unsere Gefäße sind zwei Formen von Cholesterin von Bedeutung:

Das „gute" HDL-Cholesterin

Bei ihm ist eine Schutzfunktion vor Gefäßverkalkung nachgewiesen. Das HDL-Cholesterin transportiert Fett aus den Gefäßen in die Leber und vermindert so bis zu einem gewissen Grad den Einbau des schädlichen LDL-Cholesterins in die Innenwand der Blutgefäße. Menschen mit hohen HDL-Werten haben weniger Herzinfarkte und auch weniger Schlaganfälle.

Der HDL-Wert kann durch Lebensstilmaßnahmen wie bewusste Ernährung, regelmäßigen Sport, sehr mäßigen Alkoholkonsum (z.B. täglich nicht mehr als 1/8 l Rotwein) und durch den Verzicht auf Nikotin angehoben werden.

Der Wert des HDL im Blut sollte so hoch wie möglich sein, zumindest höher als 50 mg/dl.

Besonders wichtig ist es, dass die Patienten, die schon Probleme mit ihren Gefäßen haben oder hatten (z.B. Angina pectoris, Herzinfarkt, Verengung der Halsschlagadern, Schlaganfall, Durchblutungsstörungen in Beinen), diesen Wert konstant hoch halten.

Die Lebensstilmaßnahmen können durch Medikamentengabe unterstützt werden. In diesem Fall bietet sich beispielsweise Niaspan an – es steigert das HDL deutlich. Weniger Infarkte und Schlaganfälle sind die Folgen, auch die Anzahl an notwendigen Operationen geht zurück.

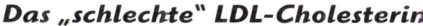

Das „schlechte" LDL-Cholesterin

Es lagert sich in den Gefäßwänden ab und kann zu Gefäßverengungen und Gefäß-verschlüssen (Atherothrombose) führen. In Kombination mit Rauchen und einem erhöhten Gesamtcholesterin führt ein hoher LDL-Cholesterinspiegel gehäuft zu gefährlichen Ablagerungen in den Gefäßwänden (Plaques) und in der Folge zu Gefäßerkrankungen, die oft in Schlaganfall und Herzinfarkt münden.
Der LDL-Wert kann ebenso durch Änderung der Ernährung, Gewichtsredukti-on, Sport und Medikamente wesentlich verbessert werden.

Nur 15 % des Cholesterins wird durch die Nahrung zugeführt, der Rest von 85 % produziert die Leber selbst! Fettsenkende Medikamente aus der Gruppe der „Sta-tine" hemmen effektiv die Produktion des Cholesterins in der Leber.

Zielwerte:

- Für Patienten mit Metabolischem Syndrom ohne Gefäßerkrankungen und ohne Diabetes: LDL-Cholesterin unter 130 mg/dl.
- Bei Bestehen einer Gefäßerkrankung (Schlaganfall, Verengung der Schlagader, Angina pectoris, Herzinfarkt, Durchblutungsstörungen in Beinarterien) und/ oder Diabetes: LDL-Cholesterin unter 100 mg/dl.

Nebenwirkungen der Statine betreffen meistens die Muskulatur. Eine Schädigung der Muskelfasern ist äußerst selten, kann aber lebensbedrohlich sein. Die Symp-tome sind Muskelschwäche und Muskelschmerzen. Beim Auftreten von Muskel-symptomen ist das Medikament umgehend, noch vor Kontakt mit einem Arzt, abzusetzen! Dann ist sofort der Arzt aufzusuchen!
Triglyzeride werden dann medikamentös mit so genannten „Fibraten" behandelt, wenn die Werte sehr hoch – sprich über 250 mg/dl – sind.

Blutzucker

Wenn es trotz verstärkter Bewegung und ausgewählter Er-nährung nicht gelingt, den Blutzuckerwert im Zielbereich zu halten, dann könnten Tabletten unterstützend wirken. Ausschlaggebend ist hier das Hämoglobin A1c (HbA1c) als Kennzahl der Diabeteseinstellung. Als Ziel wird ein Wert unter 6,5 % angestrebt, ab einem Wert von 7 % wird der Arzt versuchen, mit Medikamenten den Wert zu senken.

Ein Mittel der Wahl bei übergewichtigen Patienten mit erhöhtem Blutzuckerwert ist Glucophage (Wirkstoff Met-formin) – außer bei eingeschränkter Nierenfunktion und/ oder Leberfunktion.

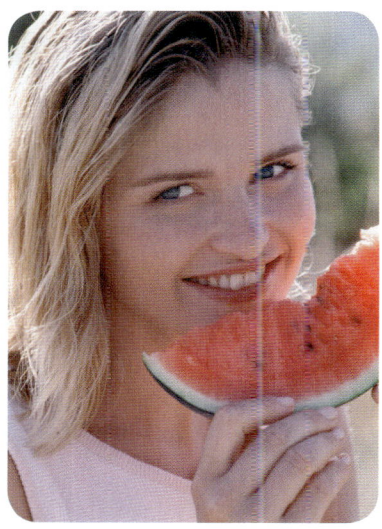

Dieses Medikament hat verschiedene Wirkansätze:
Die Insulinempfindlichkeit des Körpers wird verbessert und die körpereigene Glukoseproduktion in der Leber herabgesetzt.

Zur besseren Verträglichkeit und Wirksamkeit sollte dieses Medikament nach dem Essen eingenommen werden. Übrigens, 3 Tage vor und 3 Tage nach jeder Röntgenuntersuchung, die eine jodhaltige Kontrastmittelgabe vorsieht sowie bei Operationen, sollte mit diesem Medikament pausiert werden.

Kann der Blutzucker durch Metformin nicht gesenkt werden, so verbessern zusätzlich verabreichte Insulin-Sensitizer wie beispielsweise Avandia (Rosiglitazon) und Actos (Pioglitazon) die Insulinempfindlichkeit der Körperzellen. Der Patient reagiert besser auf das eigene Insulin, das HbA1c sinkt, es verbessern sich die Blutfette und der Blutdruck. Die Einnahme wird unmittelbar vor oder zu den Mahlzeiten empfohlen.

Neu am Markt ist das fertige Kombinationsmedikament Avandamet, das die Eigenschaften von Metformin und Avandia in einer Tablette vereint.

Es gibt auch Medikamente, die die Freisetzung von Insulin aus der Bauchspeicheldrüse verstärken, dadurch wird der Blutzucker gesenkt. Dazu gehören die so genannten Sulfonylharstoffe (z.B. Amaryl und Diamicron). Diese Tabletten steigern den Insulinspiegel. Es kann zu einer Unterzuckerung kommen, daher immer Traubenzucker mitnehmen.

Glinide (z.B. im Präparat Novonorm) verstärken auch die Freisetzung von Insulin aus der Bauchspeicheldrüse. Allerdings ist diese Wirkung vom Blutzuckerspiegel abhängig: Je höher der Blutzucker, desto ausgeprägter die Wirkung. Die Wirkdauer ist kurz, deswegen werden die Tabletten nur zu den Hauptmahlzeiten eingenommen, zu den Zwischenmahlzeiten ist das nicht notwendig. Wenn auch mit

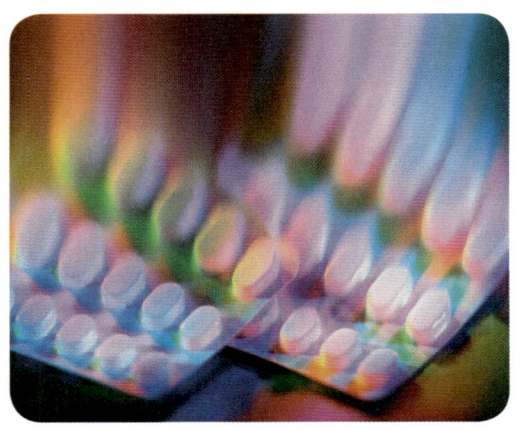

dieser Medikamenten-Kombination ein HbA1c-Wert von unter 7% nicht erreicht wird, so wird zusätzlich Insulin verabreicht. Sind die Blutzuckerwerte trotzdem nicht zufriedenstellend, ist eine volle Insulintherapie, ähnlich wie beim Diabetiker Typ 1 notwendig.

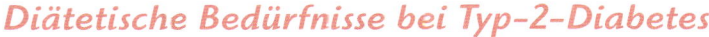

Diätetische Bedürfnisse bei Typ-2-Diabetes

Im Gegensatz zu den Ernährungsgewohnheiten in mediterranen Ländern ist in mitteleuropäischen Regionen wie etwa Österreich oder Deutschland der Verzehr an Gemüse und Obst geringer und der zusätzliche, aus der Diagnose Diabetes mellitus resultierende Bedarf an Mikronährstoffen wird daher noch unzureichender erfüllt. Das Vitalstoffpräparat Diabion stellt eine hervorragende Möglichkeit dar, die mit dem Typ-2-Diabetes assoziierten Risiken (Atherosklerose, Neuro- und Retinopathie sowie der diabetische Fuß) durch eine vermehrte Zufuhr von Wirkstoffen (Antioxidantien, B-Vitamine, Ginseng, Spurenelemente wie Chrom, Selen und Zink), die mit der täglichen Nahrung in dieser Menge nicht erreicht wird, zu reduzieren. Durch die begleitende Einnahme von Diabion wird die Ernährungssituation des Diabetikers nachhaltig verbessert.

Das Metabolische Syndrom zieht eine Reihe von medikamentösen Behandlungen nach sich, wichtig ist die Zielwerterreichung:

LDL-Cholesterin:

- *Für Patienten mit Metabolischem Syndrom ohne Gefäßerkrankungen und ohne Diabetes: unter 130 mg/ dl.*

- *Bei einer Gefäßerkrankung (Schlaganfall, Verengung der Halsschlagader, Angina pectoris, Herzinfarkt, Durchblutungsstörungen in Beinarterien) und/oder Diabetes: LDL unter 100 mg/ dl.*

HDL-Cholesterin: *mehr als 50 mg/ dl.*

Blutdruck:

- *für Patienten ohne Diabetes unter 130/85 mm/Hg*

- *für Patienten mit Diabetes unter 125/80*

HbA1c-Wert: ideal unter 6,5 %, Handlungsbedarf ab 7 %.

Weitere Medikamente

Noch ein Hinweis: Übergewichtige mit Metabolischem Syndrom und Hinweis auf Atherosklerose bekommen sehr oft so genannte „Thrombozytenaggregationshemmer" verabreicht. Acetylsalicylsäure und auch das Medikament Plavix beeinflussen die Blutplättchen, verhindern, dass diese verklumpen und ein Blutgerinnsel bilden. Das Risiko für Gefäßverschlüsse sinkt somit. Wichtig: Vor Eingriffen muss man beide Medikamente eine Woche vorher absetzen.

Selbstkontrolle: Glauben ist gut – Kontrolle ist besser!

Teilkomponenten des Metabolischen Syndroms – Übergewicht, Diabetes mellitus Typ 2, Bluthochdruck und Fettstoffwechselstörungen – verlaufen oft jahrelang beschwerdefrei, können aber zu fatalen Folgen führen: Herzinfarkt, Schlaganfall, Nierenversagen, Beinamputation, Blindheit. Daher sind zwei Gesichtspunkte von besonderer Wichtigkeit:

- *Die bedingungslose und gleichzeitige Behandlung all dieser Krankheiten.*
- *Selbstkontrolle/Überwachung der selbst gemessenen Werte (z.B. Körpergewicht, Bauchumfang, Blutdruck, Blutzucker), Kontrolluntersuchungen beim Ihrem Arzt sowie eine Dokumentation, wann Sie die verschriebenen Medikamente einnehmen und wann und wie viel Sie sich bewegen. Dafür eignet sich besonders der Metabolische Pass: Er hilft Ihnen und Ihrem Arzt sehr, wenn Sie gemeinsam anhand der Eintragungen die bisherigen Therapieerfolge bzw. Abweichungen von den vereinbarten Zielen feststellen können. Dadurch kann man auch viel leichter gemeinsame weitere Maßnahmen besprechen.*

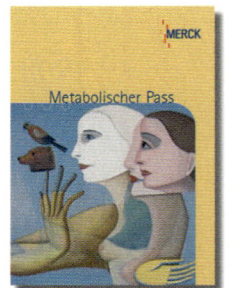

Weitere Information: www.medizinpartner.at

Operation – ab wann ist sie sinnvoll?

Zu einer Operation wird der Arzt nur dann raten, wenn

- *die krankhafte Adipositas durch Ernährungsumstellung, Verhaltenstherapie oder Medikamente, die über ein Jahr durchgeführt bzw. verabreicht wurden, kaum mehr beeinflussbar ist,*

- *der Body-Mass-Index größer als 40 ist. Und ab einem BMI von 35, wenn schwerwiegende gewichtsbedingte Erkrankungen (wie Diabetes oder Bluthochdruck) vorliegen, also bei drastischer Gefährdung der Gesundheit.*

Die Operation sollte am besten in einem Zentrum durchgeführt werden, wo sehr erfahrene Chirurgen, Internisten, Ernährungstherapeuten und Psychologen vor Ort sind. Es sollten alle chirurgischen Methoden angeboten und individuell auf den Patienten abgestimmt werden.

Die Kosten für eine Operation können bei entsprechender Indikation von den Krankenkassen übernommen werden. Als Folge der Operation können durch die rasche Gewichtsabnahme Hautfalten entstehen, die weiterer Operationen bedürfen. Eine so genannte „Fettschürzenoperation" zahlen meist die Krankenkassen, weitere kosmetische Eingriffe muss der Patient selbst zahlen.

Operative Maßnahmen können keine „Wunder" wirken, sondern legen nur wieder die Basis für eine generelle Umstellung der Ess- und Lebensgewohnheiten. Der Patient muss weiterhin in ärztlicher Kontrolle bleiben.

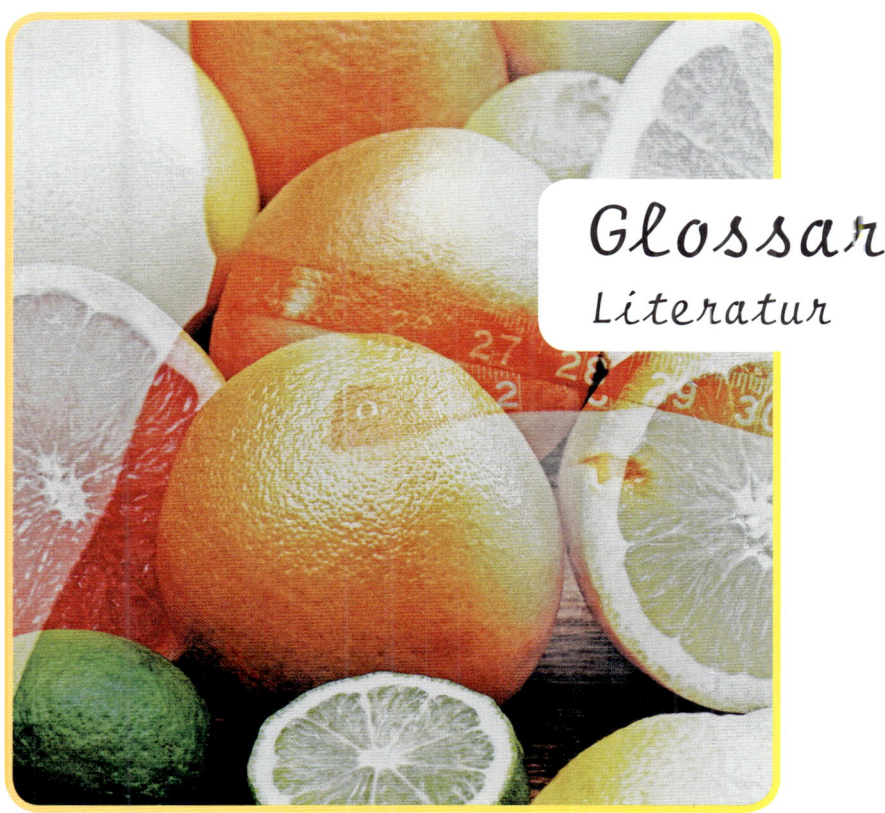

Glossar
Literatur

Glossar

Adipositas: starkes Übergewicht oder Fettleibigkeit, BMI größer als 30 kg/m².

Apfel-Typ: Bei dieser Art der Fettverteilung lagern sich die Fettzellen vorwiegend im Bauchraum an.

Atherosklerose (Arterienverkalkung): Chronische Erkrankung, bei der sich Lipoproteine (Verbindungen aus Blutfetten und Eiweißstoffen) sowie Kalzium an der inneren Wand der Arterien ablagern und den Blutfluss beeinträchtigen.

BIA-Messung (Body-Impedanz-Analyse-Messung): Damit werden Fettgewicht in Kilogramm, die Muskelmasse in Kilogramm und das Vorkommen der Wassermenge in Litern im Körper berechnet.

Birnen-Typ: Das Körperfett sammelt sich in erster Linie unter der Haut an den Oberschenkeln, Hüften und am Po an.

Blutglukose: Blutzucker.

Body-Mass-Index (BMI): Er dient zur Berechung des Sollgewichts und gibt Aufschluss über das Ausmaß des Übergewichts.

Cushing-Syndrom: Dabei handelt es sich um körperliche Veränderungen und Stoffwechselstörungen, die durch einen hohen Kortisolspiegel (Hormon aus der Nebennierenrinde) verursacht werden – gelegentlich durch die längerfristige Einnahme von Medikamenten, die Kortisol ähneln.

Diabetes mellitus Typ 1: entsteht durch den Mangel des Hormons Insulin. Die insulinproduzierenden Zellen in der Bauchspeicheldrüse werden durch das körpereigene Immunsystem zerstört. Dies ist der klassische Insulinmangeldiabetes, der meist im Kindes- oder Jugendalter beginnt.

Diabetes mellitus Typ 2: Die Körperzellen reagieren zu gering oder gar nicht mehr auf Insulin – sie sind resistent für Insulin. Der Typ-2-Diabetes entsteht zum einen durch eine verminderte Empfindlichkeit der Körperzellen auf Insulin (Insulinresistenz), zum anderen führt eine jahrelange Überproduktion von Insulin zu einer „Erschöpfung" der insulinproduzierenden Zellen.

Glukose: Traubenzucker.

Glykämischer Index: Der Glykämische Index teilt kohlenhydrathaltige Nahrung danach ein, wie stark bestimmte Lebensmittel den Blutzucker ansteigen lassen. Hierbei dient die Glukose (Zucker) als Messlatte. Sie hat den Richtwert von 100, mit dem die Wirkung aller anderen Lebensmittel verglichen wird.

Glykämische Last: Unter Berücksichtigung der Kohlenhydratmenge ergibt sich aus dem Glykämischen Index die so genannte Glykämische Last (GL). Sie berücksichtigt zusätzlich zum jeweiligen GI-Wert auch den Kohlenhydratgehalt der einzelnen Lebensmittel: Je höher der Wert des GL ist, desto schneller lässt das Lebensmittel nach Verzehr den Blutglukosespiegel ansteigen.Die Theorie besagt, dass Lebensmittel, die einen langsamen Blutzuckeranstieg bewirken, gesünder sind als solche, die einen schnellen hervorrufen. Sie sollte man nach Tabellen, in denen Glykämischer Index und Glykämische Last für jedes Nahrungsmittel verzeichnet sind, bevorzugt auswählen und essen.

Hämoglobin A1c (HbA1c): Blutzucker-Langzeitwert, Verbindung aus rotem Blutfarbstoff (Hämoglobin Hb) und Glukose. Der HbA1c-Wert gibt Auskunft über die Blutzuckereinstellung der letzten zwei bis drei Monate.

HDL-Cholesterin: „gutes", gesundes Cholesterin. Abkürzung für High-Density-Lipoprotein-Cholesterin.

Hypertonie: Bluthochdruck. Liegen die Werte bei 7 oder mehr von insgesamt 30 Messungen über 130/85 mmHg, so sollte eine Behandlung erfolgen.

Insulin: Hormon, es senkt hohen Zucker-, Fett- und Eiweißspiegel im Blut und sorgt dafür, dass Gewebezellen Nährstoffe aus dem Blut aufnehmen.

Insulinresistenz: Verminderte Aufnahmefähigkeit der Fett- und Muskelzellen von Insulin. Trotz ausreichendem Angebot können die Zellen das Insulin nicht aufnehmen und verwerten. Adipositas fördert die Insulinresistenz.

LDL-Cholesterin: „Schlechtes" Cholesterin, steht für Low-Density-Lipoprotein-Cholesterin.

Metabolisches Syndrom: Eigentlich heißt „Metabolismus" Stoffwechsel. Als „Syndrom" bezeichnet man ein komplexes Krankheitsbild, das sich aus mehreren Krankheiten oder Störungen zusammensetzt. Beim Metabolischen Syndrom kommt es zum gemeinsamen Auftreten von bauchbetontem Übergewicht, erhöhten Blutfetten, erhöhtem Blutdruck und Typ-2-Diabetes. Dadurch steigt das Risiko von Gefäßschädigungen und Erkrankungen im Herz-Kreislauf-System, z.B. Herzinfarkt.

mg/dl: Milligramm pro Deziliter.

mmHg: Druck in mm Quecksilbersäule, Maßeinheit für Blutdruckwerte.

Plaques: Verdickungen in den Arterienwänden, die durch lokale Vermehrung von glatten Muskelzellen und Cholesterin direkt unter der Innenauskleidung der Blutgefäße entstehen.

Polyzystisches Ovarialsyndrom: Hormonelle Störung bei der Eizellreifung. In den Eierstöcken werden vermehrt männliche Hormone gebildet. Diese Störung hat meist Unfruchtbarkeit zur Folge und kommt bei Adipositas häufiger vor.

Schlaganfall (Apoplex/Insult): Bezeichnet den Verlust von Hirngewebe in Folge einer Minder- oder Massenblutung im Gehirn.

WHR (Waist to Hip Ratio): ist die Berechnung der Taillen-Hüftumfangs-Relation. Sie ist ein einfaches Maß zur Beurteilung der Fettverteilung.

Weiterführende Literatur:

Helga Grillmayr, Kinga Howorka: „Fett muss nicht schaden", Wien 2003
Ingrid Mühlhauser, Ulrike Didjurgeit und Peter T. Sawicki: „Wie behandle ich meinen Bluthochdruck", Kirchheim 2001
Verband österreichischer Diabetesberaterinnen: Diagnose Diabetes Typ 2, Wien 2003
Robert Gasser, Bernhard Kreutner, Wolfgang Hinkel: „Ihre besten Jahre", Königstein 2002
Günter Schagerl: „DiabetesFit", Wien 2006
Wolfgang Miezner: „Perfect Hometraining, Stuttgart 2005

Zu den „Trans-Fetten" lesen Sie mehr unter www.arbeiterkammer.at im Bereich Konsument/Essen & Trinken/Risiko Transfette.